三氧化二砷在肝细胞癌防治的研究与应用

张 锋 著 吴长君 主审

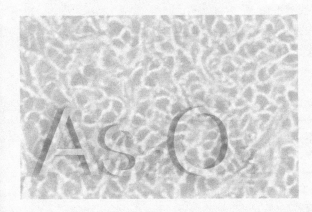

化学工业出版社

·北京·

内 容 简 介

本书分别从肝细胞癌发病病因、发病机制和目前常用治疗手段、三氧化二砷抗肝癌治疗的科学研究及应用进展、肝癌患者的防治及日常保健等方面进行了全面介绍，即首先介绍了肝细胞癌的发生发展和目前治疗现状，说明肝癌患病机制的复杂性及目前治疗措施的局限性，提出三氧化二砷在抗癌治疗中的应用价值，然后对目前国内外三氧化二砷治疗肝细胞癌的科学研究和临床应用进展进行阐述，指出三氧化二砷抗肝癌治疗的前景，最后对肝癌的防治及肝癌患者的日常保健进行概括总结。

本书可供肝肿瘤及相关专业医师及技能人员参考阅读。

图书在版编目（CIP）数据

三氧化二砷在肝细胞癌防治的研究与应用/张锋著
. —北京：化学工业出版社，2021.6
ISBN 978-7-122-38804-9

Ⅰ.①三…　Ⅱ.①张…　Ⅲ.①三氧化二砷-应用-肝细胞瘤-防治-研究　Ⅳ.①R735.7

中国版本图书馆 CIP 数据核字（2021）第 055287 号

责任编辑：刘亚军　　　　　　　　　文字编辑：张春娥
责任校对：王　静　　　　　　　　　装帧设计：张　辉

出版发行：化学工业出版社（北京市东城区青年湖南街 13 号
　　　　　邮政编码 100011）
印　　装：涿州市般润文化传播有限公司
850mm×1168mm　1/32　印张 3　字数 67 千字
2021 年 6 月北京第 1 版第 1 次印刷

购书咨询：010-64518888　　　　　　售后服务：010-64518899
网　　址：http://www.cip.com.cn
凡购买本书，如有缺损质量问题，本社销售中心负责调换。

定　　价：46.00元　　　　　　　　版权所有　违者必究

前言

　　肝癌是世界范围内第四大癌相关死亡的病因，其中肝细胞癌占 80％以上。肝细胞癌的危险因素包括乙型、丙型肝炎病毒的感染，酒精过度摄入，肝脏代谢性疾病（尤其是非酒精性肝脏疾病），以及接触饮食毒素如黄曲霉毒素和马兜铃酸等。因此，肝癌的治疗重在预防。所有影响肝癌发生的危险因素都是可以预防的，风险预防在减少全球 HCC 方面具有巨大潜力。

　　早期肝癌可通过局部消融、外科手术切除和肝移植进行治疗，靶向药物和免疫治疗对于治疗进展期肝癌是有效的治疗方法。本书在总结前人研究的基础之上，重点观察了三氧化二砷在抗肝癌治疗中的作用及相关的分子机制，以期能为肝癌的治疗提供新的方法。研究的结果表明，低剂量的三氧化二砷在体内外均可抑制肝癌细胞形成血管生成拟态结构，进而抑制肿瘤细胞在体内外生长，且该抑制作用并不依赖于细胞凋亡途径，而是通过抑制血管生成拟态形成的关键分子来实现的。在临床联合用药的方案中，三氧化二砷可有效抑制肝癌的生长并缩小转移病灶，而三氧化二砷亦可作为一种免疫调节剂有效地抑制肿瘤细胞的生长。

　　本书针对肝细胞癌发病原因、治疗现状、肝癌治疗的科学研究及未来前景以及肝癌患者的日常防治和保健做了归纳总结，以期能为减少肝癌的发病、防止疾病进展贡献微薄之力。

　　由于编者知识和水平所限，书中难免存在不足之处，欢迎指正。

著者

2021 年 1 月

目录

第1章
肝细胞癌简介

肝细胞癌（hepatocellular carcinoma，HCC）是世界范围内常见的恶性肿瘤之一，尤其是在亚洲，占全球原发性肝癌的80％以上，严重威胁人类健康。HCC是一种严重的疾病负担，是世界许多地区癌症相关死亡的主要原因，在全球肿瘤相关性死亡原因中位列第4位[1]。由于暴露于环境和感染危险因素的时间和水平差异、医疗资源的可获得性以及发现早期HCC并提供潜在治疗的能力不同，HCC的发病率和死亡率在全球范围内存在巨大差异。几乎85％的HCC病例发生于低资源或中等资源国家，尤其是亚非地区。尽管我国肝癌的人口标准化发病率近年来呈现逐步稳定下降趋势，但发病率仍维持在一个相对高水平，占癌相关死亡病因的第2位。我国HCC患者5年相对生存率仅为12.1％，好发于男性，男、女比例约为3.5∶1[2]。

1.1 易感因素

1.1.1 病毒感染

慢性乙型肝炎病毒（HBV）和丙型肝炎病毒（HCV）感染是HCC最重要的病因，占全球HCC病例病因的80％。据统计，全世界有2.57亿人患有慢性HBV感染，2015～2030

年间将有 2000 万人死于由 HBV 引起的急、慢性肝炎、肝硬化和 HCC,其中仅 HCC 就导致 500 万人死亡。此外,在 HCV 感染的患者中,有 10%~20% 会发展为失代偿性肝硬化和 HCC 等肝脏并发症。在北美、欧洲、日本、包括蒙古在内的中亚部分地区、北非和中东,特别是埃及,HCV 病毒是导致 HCC 死亡的主要相关病因。HCC 的发展是慢性肝炎的延续,发生在乙肝病毒或丙肝病毒感染而导致肝硬化之后。

曾经在 1992 年前的数次调查中显示我国人群 HBV 病毒携带率约为 10%。HBV 可以通过形成肝硬化的方式导致 70%~90% 的肝细胞癌发生,也可以不依赖肝硬化途径而直接嵌入宿主基因导致细胞癌变,或者通过 HBx 蛋白作用使基因异常表达。作为肝细胞癌发生的最重要的危险因素之一,HBV 感染常和其他危险因素产生协同作用,共同促进肝硬化发生,从而导致肝细胞癌。

1.1.2 酒精

酒精性肝硬化是 HCC 第二常见危险因素。世界癌症研究基金会（World Cancer Research Fund）对 19 项研究（$n=5650$）进行 Meta 分析发现,每天摄入 10g 酒精,HCC 的患病风险就会增加 4%。然而,酒精相关性肝硬化患者发生 HCC 的风险是慢性病毒性肝炎肝硬化患者的 1/3~1/2。年龄≥55 岁的酒精性肝硬化患者,如果存在血小板数目减少（血小板计数 $<125000/mm^3$）,则 HCC 患病的风险增高。

1.1.3 黄曲霉毒素和马兜铃酸

黄曲霉毒素是一种具有强致癌作用的真菌毒素,广泛存在于土壤、动植物以及各种坚果中,特别是容易污染花生、玉米、稻米、大豆、小麦等粮油产品，它是霉菌毒素中毒性最大、对人类健康危害极为突出的一个种类。黄曲霉毒素参与肝癌形成的主要形式是由曲霉菌产生的黄曲霉毒素 B_1（AFB_1）。AFB_1 主要导致 TP53 肿瘤抑制基因（AGG 到 AGT）的 249 密码子突变，导致精氨酸取代丝氨酸（R249S），这在 HCC 以外的癌症中很少观察到。黄曲霉毒素污染广泛存在于肝癌高发地区。在接触黄曲霉毒素水平高的地区的肝癌病例中，R249S 突变率占 TP53 突变的 50％～90％。另外，乙肝病毒和黄曲霉毒素在肝癌风险中有很强的相互作用。慢性 HBV 感染可诱导细胞色素 P450 代谢无活性 AFB_1 为诱变 AFB_1-8,9-环氧化合物；慢性 HBV 感染引起的肝细胞坏死和再生也增加了 AFB_1 诱导的 TP53 突变的可能性；此外，HBV 致癌蛋白可以抑制负责去除 AFB_1-DNA 复合物的核切除修复。

存在于中国野生姜中的马兜铃酸（AA）是一种高度诱变的化合物，含有 AA 的草本植物已经在传统中草药中使用了几个世纪。新一代测序研究表明，亚洲特别是中国、越南和东南亚的部分肝细胞癌患者，其高突变率符合 AA 暴露的突变特征，AA 暴露与 HCC 患病风险存在剂量相关性。

1.1.4　脂肪肝和糖尿病

非酒精性脂肪肝（non-alcoholic fatty liver disease，NAFLD）是目前常见的肝脏疾病之一，是大多数发达国家 HCC 发生的主要危险因素。美国的 HCC 病例有 10％～20％ 是由 NAFLD[3,4] 引起的。一项研究报告指出，NAFLD 可以使得 HCC 发病风险增加 2.6 倍。糖尿病和（或）肥胖相关的 NAFLD 引起的 HCC 约占美国肝癌总数的 37％。肝细胞癌患者发病年龄与潜在的肝脏疾病的病因相关，病毒相关肝细胞癌多见于年轻的患者，而 NAFLD 相关性 HCC 更多见于年龄偏大的患者。NAFLD 相关性 HCC 通常不伴有肝硬化的背景。

胰岛素抵抗和由此产生的活性氧反应可引发肝脏炎症，进而促进 HCC 的发生，糖尿病患者发生 HCC 的风险增加 2～3 倍[5~7]。糖尿病合并肝硬化患者更容易发展为 HCC[8]。

在过去的十年中，代谢综合征和 HCC 相关性的证据越来越多，最显著的是肥胖本身已经成为 HCC 的独立危险因素，国际上多项研究确定了肥胖与肝癌的相关性[9,10]。受过多脂肪影响，腹部超声监测的图像质量很低，HCC 的诊断会被延误，所以肥胖 HCC 患者的死亡率更高，预后更差。与正常体质指数（body mass index，BMI）的人群相比，BMI＞30kg/m^2 的患者，肝癌相关死亡率增加 2～5 倍。肥胖还会影响肝癌治疗后的恢复，过度肥胖的患者在肝移植术后更容易发生危及生命的并发症，且术后复发、微血管转移风险很高，预后差[11]。英国的相关研究指出，肥胖的人肝癌相关死亡率是正常人的 4 倍还要多。美国一项包含 342 名 HCC 患者的 Meta 分析指出，肥胖个体 HCC 相关死亡率增高 2 倍[12]。日本的研究指出[13]，超重或肥胖的 HCC 复发患者接受肝脏切除手术后，生存率低于正常 BMI 的患者。因此，肥胖是 HCC 发生发展的重要危险因素，且肥胖和 HCC 患者的生存率降低密切相关。

1.1.5　其他导致肝硬化的原因

其他慢性肝脏疾病，如慢性胆道疾病和遗传性或代谢性肝脏疾病，可导致肝硬化并促进 HCC 的发展，但由这些病因引起的 HCC 在世界范围内所占的比例小于 5％～10％。

总之，世界各国肝癌的主要危险因素无外乎以上几种，但是归因风险比例各不相同。我国 86％的肝癌死亡率和发病率归因于 HBV、HCV、黄曲霉毒素、吸烟以及饮酒 5 个因素。
其中，男性肝癌死亡的 65.9％归因于 HBV 感染，27.3％归因
于 HCV 感染，25％归因于黄曲霉毒素，饮酒和吸烟分别占
23.4％和 18.7％；女性肝癌死亡的 58.4％归因于 HBV 感染，
28.6％归因于 HCV 感染，25％归因于黄曲霉毒素，饮酒和吸
烟分别占 2.2％和 1％。由此可见，无论男女，我国肝癌的最
主要危险因素都是 HBV 感染。

1.2　发病机制

联合外显子序列、转录组分子和基因组特征的 HCC 的综
合研究显示，HCC 在组织分子水平具有高度异质性，即具有
不同的分子变化特征和临床表现。一项经过验证的研究结果发
现了 HCC 六个明确的亚组，标记为 $G_1 \sim G_6$，与特殊的基因
型和临床特征密切相关，其中 TERT 启动子基因突变（调节
端粒酶的催化亚基，存在于 44％～65％的 HCC 患者）、CT-
NNB1（发生率为 27％～40％，编码 WNT 信号通路的原癌基
因 β-catenin）和 TP53（发生率为 21％～31％，主细胞周期调
节剂）是常见的。HCC 特殊的病因与特异的基因突变有关。
例如，TERT 启动子基因突变和 TP53 突变是 HBV 相关 HCC
常见的基因事件，而 CTNNB1 突变则与酒精性 HCC 密切相
关。另外，发生 TP53 突变的 HCC 生存率下降显著。IL-6 激
酶信号转导子和不改变 TERT、CTNNB1 及 P53 信号通路的
转录通路激活因子通常出现在脂肪肝亚型 HCC 中。这些综合
分析强调 HCC 的分子多样性和不同病因与肝癌发生机制的相
关性。总之，大约 1/4 的 HCC 包含分子和基因突变，这些变
化是目前药物治疗潜在的靶点。

1.3 肝细胞癌的治疗现状

HCC 的治疗涉及复杂的决策过程，不仅要考虑肿瘤的范围和患者的基础疾病情况，还要考虑肝功能障碍的严重程度，因为大多数 HCC 治疗可能会加重潜在的肝脏疾病。不同国家具有不同水平的专业知识和资源的医疗中心，提供的治疗方案差别很大。因此，HCC 治疗需要集多学科团队的各种方案才能获得最佳结果，目前国际公认的治疗方法主要有以下几种。

1.3.1 手术切除

对于临床可切除的 HCC 患者而言，外科手术是一种推荐治疗方法。接受手术治疗的患者应当除外严重门静脉高压症（存在腹水即可证实）、胃底食管静脉曲张、与临床巨脾显著相关的血小板计数$<10^5/mm^3$。多项研究数据表明，手术切除比非手术治疗的患者可获得更好的生存受益。手术治疗的优势是不仅可以获得外科组织病理学标本，预测 HCC 复发的风险，而且对于具有一定肝功能储备的症状明显的患者而言，姑息性的手术治疗是一个非常重要的选择，这一措施能够使得患者得到持续缓解、改善生活质量并通过非治疗性手术提高生存率，尤其是在医疗资源不充足的地区。尽管外科手术切除是一种有效的治疗手段，但是 70% 的患者会出现术后复发。

1.3.2 肝移植

肝移植是 HCC 患者最确切的治疗方式，肝移植的同时除掉肿瘤和不健康的肝脏，而后者的功能有限，并有可能在肝硬化组织区域内形成更多的异时相肝癌细胞，促进肝癌发生。随着 HCC 发病率的增加，HCC 已经成为肝脏移植第一位的适应证。肝脏移植对于肝功能差不能接受手术切除的早期 HCC 患者而言，是一种极好的治疗手段。这样的患者一般癌结节的直径＞6.5cm 或多发结节，每个结节直径＞4.5cm，总的直径≥8cm。满足上述条件的患者需要接受局部治疗进而降低肿瘤的分级。已经成功降期的肿瘤被认为具有有利的生物学特性，这些患者在肝移植后具有良好的长期预后。能够成功接受肝移植的 HCC 患者 5 年术后生存率可达 80％。然而，肝移植受多种因素限制，且术后需要持续服用抗排斥药物维持，这对多数患者来说并不容易实现。

1.3.3　局部治疗

1.3.3.1　经皮局部消融治疗

经皮局部消融是根治早期肝癌的有效手段。目前常用的是热消融，包括微波消融和射频消融两种方法。这两种治疗手段都是通过电极针向肿瘤组织内部直接传输热量而使得肿瘤细胞发生坏死，其中微波消融热效能高，消融时间短，不易受周围组织热效应的影响，更适合 3～4cm 大小的肝脏肿瘤，且微波消融术后 2 年患者复发的概率小于射频消融。因此，微波消融的应用日益广泛[14]。经皮酒精消融治疗 HCC 是过去常用的消融技术，目前在医疗资源匮乏地区仍在使用。对于临近肝内大血管和胆管的肿瘤结节而言，酒精消融更为安全，可以避免对心脏的损伤，即使在医疗资源充足的地区，酒精注射治疗也是优选的治疗手段。另外，冷冻消融技术和射频消融同样具有治疗效果，在医疗资源丰富的区域偶尔也是一种肝癌治疗的手段。局部消融治疗通常用于因存在并发症和肝功能不全而不能接受肝移植和外科手术的患者，也可以作为肝移植患者的桥梁治疗。

1.3.3.2 经肝动脉栓塞（TACE）和经动脉放射性栓塞（TARE）

TACE治疗对于中期HCC患者而言是一个非常有效的治疗手段。TACE治疗主要包括两个步骤，即经动脉细胞毒性化疗药物灌注和栓塞颗粒子对肿瘤出血动脉栓塞，进而引起肿瘤组织的缺血性坏死。传统的TACE治疗常用的药物有多柔比星、表柔比星和顺铂。TACE可提高不可切除HCC患者的总体生存率，是准备接受肝移植的患者为延缓肿瘤进展常使用的局部治疗手段。TACE治疗的效果与肿瘤大小和肝功能损害的严重程度密切相关，并且在不同的地域，患者的治疗后生存率也存在差异。肝功能为Child-pugh A级的患者TACE术后的5年生存率（23%）高于Child-pugh B级（13%）。

放射性动脉栓塞（TARE）是另一种局部治疗的方法，主要用于不可切除HCC患者肝移植或行大叶性消融前期的降级治疗。TARE是一种肿瘤内近距离治疗方法，将载有β射线的^{90}Y同位素放射性微颗粒输送到HCC肿瘤滋养动脉，其可获得辐射剂量高于外部束射剂量。与TACE相比，TARE对肝动脉分支的栓塞作用最小，可用于门静脉血栓形成或肿瘤转移患者。TARE的有效性和安全性在过去的十年中已经被广泛评估。接受TACE治疗的患者主观疲劳症状少见，而TARE治疗后，患者发生术后疼痛的概率较低。TARE已经被推荐为局部晚期肝癌的治疗选择。

1.3.3.3 体位立体定向放射治疗和质子束治疗

这两种治疗手段在HCC治疗中出现疗效。早期研究结果提示，它们的治疗效果等同于TACE治疗的患者，但副反应少。然而，关于体位立体定向放射治疗和质子束治疗的高质量数据缺乏，需要进一步的研究来确定局部治疗的最佳治疗过程。

1.3.4　全身系统治疗

系统治疗程序简单、疗效明确可靠，因此是不可切除的肝癌主要的治疗方法，主要包括抗血管生成治疗、靶向治疗及免疫治疗。

雷莫芦单抗是 VEGFR2 拮抗剂，其主要作用是抗肿瘤血管生成。该药于 2019 年 5 月，被美国 FDA 批准为接受过索拉菲尼且甲胎蛋白（AFP）≥400ng/ml HCC 患者的单一药物。其被证实能够提高 AFP≥400ng/ml 进展期 HCC 患者的总体生存时间。雷莫芦单抗阻止 VEGF 受体及其配体 VEGFA、VEGFC、VEGFD 结合进而抑制 VEGFR2 的激活。应用雷莫芦单抗进行治疗是首个以生物标记物为基础的肝癌全身治疗方法，雷莫芦单抗是 AFP≥400ng/ml 的进展期 HCC 患者理想的化疗药物。

目前肝细胞癌靶向治疗的药物主要是索拉菲尼、乐伐替尼和瑞格拉菲尼。索拉菲尼是晚期 HCC 系统治疗的一线药物，也是首个被证明可以延长晚期 HCC 患者生存率的药物。索拉菲尼是一个小分子多激酶抑制剂，其靶向性作用于内皮生长因子受体 VEGFR1、VEGFR2 和 VEGFR3 以及血小板源性生长因子受体 β（PDGFRβ）和 Raf 家族激酶（主要是 C-raf，而非 B-raf）。然而，索拉菲尼只对部分患者有效。乐伐替尼于 2008 年批准成为美国、欧盟和很多亚洲国家的治疗 HCC 的一线药物，是靶向性作用于 VEGFR1～3、纤维生长因子受体 FG-FR1～4、PDGFRα、RET 和 KIT 的多激酶抑制剂，临床Ⅲ期试验证明，乐伐替尼治疗后患者无进展生存、疾病进展时间和客观缓解率均优于索拉菲尼。索拉菲尼治疗后的患者最终发生疾病进展，之后采用瑞格拉菲尼，患者的总体生存时间得到延长（10.6 个月，而安慰剂组为 7.8 个月）。因此，继索拉菲尼和乐伐替尼后，瑞格拉菲尼于 2017 年在美国、欧洲和大部分亚洲国家被批准用于临床。

卡博替尼是临床二线抗 HCC 用药。2018 年Ⅲ期 CELES-TIAL 临床实验表明，卡博替尼胶囊（一种酪氨酸激酶抑制剂，包括 MET、AXL、VEGF 受体）用于接受索拉菲尼治疗后的进展期 HCC 患者，显著提高了中位生存时间和临床治疗效果。与安慰剂组相比，卡博替尼胶囊组的中位生存时间延长了 2 个月，部分患者会发生 3 级和 4 级的副反应。

免疫抑制剂治疗已经成为晚期肝癌患者最具前景的治疗选择。2017 年发表的一项多中心临床实验表明，纳武单抗——人抗 PD-1 单克隆抗体，用于治疗进展期 HCC。纳武单抗的副反应不受 HCC 病因学的影响，均在可接受的范围之内，基于这一结果，2017 年 9 月纳武单抗被美国 FDA 批准作为接受索拉菲尼治疗后 HCC 患者的二线治疗药物。派姆单抗适用于对索拉菲尼不耐受的或者经索拉菲尼治疗后疾病进展的 HCC 患者，整体反应率为 17%，因此，2018 年美国 FDA 加速批准派姆单抗用于索拉菲尼治疗后的 HCC 患者抗癌治疗。

对于不能接受提高生存率治疗的晚期 HCC 患者，提供一系列缓和及支持性护理措施非常重要。对于存在顽固性疼痛患者，肿瘤部分切除和低剂量外放射治疗非常有用。

第2章
三氧化二砷抗肝细胞癌的科学研究及应用进展

2.1 三氧化二砷治疗肝癌的临床现状

三氧化二砷（As_2O_3，arsenic trioxide，ATO），又名"砒霜"或"鹤顶红"，有剧毒。但是，在中国传统医药学中，对于 HCC，它有着悠久的用药历史。早在 2000 多年前，As_2O_3 就被用来治疗各种顽疾如溃疡、瘟疫、疟疾等。20 世纪 70 年代，中国学者研究发现 As_2O_3 是一种细胞毒药物，能够损害细胞线粒体，产生氧化应激反应，而采用现代科学的给药方式，创造性地将 As_2O_3 应用于血液系统恶性肿瘤，取得了令人瞩目的成就。如今，As_2O_3 已经被确立为治疗急性早幼粒细胞白血病（acutepromyelocytic leukemia，APL）的有效药物。As_2O_3 用来治疗各种实体肿瘤也有一定效果，包括 HCC[15]。肝脏是 As_2O_3 发生甲基化代谢的主要场所，因此，选择 As_2O_3 治疗肝癌具有广阔的应用前景。As_2O_3 可抑制肿瘤新生血管形成，还具有调节免疫功能的作用。目前，肝癌治疗最大的瓶颈是转移和复发。研究发现，As_2O_3 可通过多种途径抑制肝癌的扩散和转移，可能的机制有：上调 microR-

NA-491，降低 MMP-9 表达，阻断 NF-κB 活化；抑制跨膜糖蛋白 CD147 和金属基质蛋白酶 MMP-2 的活性；抑制上皮间质转化（epithelial mesenchymal transition，EMT）等过程。由于 As_2O_3 的治疗效果呈剂量相关性，治疗窗很窄，剂量过大容易产生毒副反应，因此，单独用药并未使得实体肿瘤患者获得较好的临床效果。但是，当它与其他药物联合使用后，治疗效果明显增强。目前，As_2O_3 主要与靶向药物、局部消融、TACE 和生物免疫治疗手段相结合而发挥抗肿瘤作用。

索拉菲尼是被美国 FDA 批准的用于肝癌的靶向药物，但是临床应用的效果表明，索拉菲尼仅对部分患者有效。研究发现[16]，As_2O_3 可以通过 MAPK/Akt 信号通路协同索拉菲尼抑制 HCC 细胞的增殖和凋亡，增强索拉菲尼的抗肝癌活性，As_2O_3 还可以通过调控胸苷合酶选择性提高 5-氟尿嘧啶（5-Fu）的细胞毒性，增强对肝癌细胞的抑制。与 As_2O_3 联合，索拉菲尼可使部分肝细胞癌肺转移患者的难治性肺部转移病灶获得控制，而不良反应小，患者耐受性好。

B. Tan[17] 等的研究结果表明，As_2O_3 联合 TACE 治疗原发性肝细胞癌的效果优于 TACE 单独治疗，尤其是合并肺部转移的原发性肝细胞癌患者。胡鸿涛[18] 等发现，对于合并肺转移的 HCC 患者而言，As_2O_3 静脉给药联合 TACE 能有效控制肺部转移并延长患者的总体生存期，效果优于单独 TACE 治疗。吕秀禾[19] 等指出，经静脉或动脉 As_2O_3 给药联合 TACE 治疗 HCC 能够有效减小肿瘤体积并阻止微转移，明显增加患者的一年生存时间。As_2O_3 联合 TACE 治疗 HCC，患者的客观缓解率和临床收益率明显高于单独 TACE 治疗，并可以阻止肝外转移，延长 HCC 患者的生存时间[20]。TACE 联合水珠微球携带 As_2O_3 治疗不可切除的肝癌，效果更好，更容易耐受，且并发症少[21]。

2.2　三氧化二砷治疗肝细胞癌的科学研究概况

　　肝脏基础疾病和肿瘤的异质性使 HCC 的系统治疗困难重重，针对 HCC 系统治疗的不懈努力在曲折与艰难中前行，对于晚期 HCC 患者，化学治疗很容易产生药物抵抗。因此，提高治疗效果、减少协同毒性作用、探索分子靶向治疗与系统化疗结合的综合治疗，是当前抗肝癌研究的热点。

　　Nadra Sadaf[22] 等的研究表明，低剂量（$5\mu mol/L$）的三氧化二砷（As_2O_3）能够显著降低肝癌细胞的生长和细胞活力，另外，As_2O_3 可诱导细胞凋亡，同时下调抗凋亡蛋白 Bcl-xL 和上调导致凋亡的 Notch 蛋白的表达，而对正常的肝细胞无明显影响。这一结果提示，As_2O_3 是一种很有潜在治疗效果的肝癌抑制剂。于桂芳[23] 等发现，As_2O_3 能使肝细胞癌对低氧诱导的化疗抵抗复敏。以 As_2O_3 预处理 24h 肝癌 HBx-HepG$_2$ 细胞系后，G_0/G_1 期细胞比例降低，$S/G_2/M$ 期细胞比例增加，下调 HIF-1α、MRP1 和 LRP 蛋白表达增加、破坏线粒体膜电位，从而增加细胞对化疗药物的敏感性。

　　局部消融是在超声或 CT 引导下将电极针插入肿瘤组织，通过高速运动振荡产生的热效应使得肿瘤组织内部短时间内温度骤升，细胞发生凝固、坏死，从而达到杀死肿瘤细胞的目的。临床实践表明，射频消融（RFA）对直径＜3cm 的肿瘤有效率达 $80\%\sim90\%$，而对直径＞3cm 的肿瘤作用有限。实验动物研究表明，As_2O_3 可以增强肝癌细胞对 RFA 的敏感性[24]，另外 As_2O_3 联合 RFA 能协同治疗大直径的肿瘤[25]。

　　调节性 T 细胞（regulatory T cells，Treg）在肿瘤免疫逃

逸中起关键作用，是肝癌预后的独立危险因素。As_2O_3 可作为治疗肝细胞癌的一种免疫辅助剂，增加 T 淋巴细胞，减少 Treg 对肿瘤的浸润，进而在体内外有效抑制肿瘤细胞生长，发挥抗肿瘤作用。Lei Wang[26] 等研究发现，As_2O_3 可增加实验动物体内 CD3$^+$T 淋巴细胞和减少调节性 T 淋巴细胞的数量，抑制鼠源性肝细胞癌 H22 皮下移植瘤体积和重量的增大，减少调节性 T 淋巴细胞在肿瘤组织中的浸润，进而提高实验动物的生存率。同时，As_2O_3 可显著增加体外 CIKs 和 CTL 的毒性，减少 CD4$^+$T 淋巴细胞和调节性淋巴细胞，增加 CD8$^+$T 淋巴细胞。

2.3　三氧化二砷对肝细胞癌血管生成拟态抑制作用研究

HCC 是世界上常见的肝脏恶性肿瘤，尤其在中国，是首要的健康威胁[27~30]。尽管 HCC 新的治疗策略在不断发展，然而因其肝内外的转移和术后复发率极高，治疗效果并不令人满意，HCC 的发病率和死亡率仍然居高不下，逐年上升，仅有不到 5% 的患者能够达到 5 年长期无病生存，相比之下，许多其他类型癌症的死亡率在逐年下降。因此，研究发现治疗 HCC 的最佳方案迫在眉睫。

恶性肿瘤细胞必须获得足够的血液供应以维持生存、增殖和转移。过去，人们一直认为血管生成是肿瘤获得氧气和营养物质的唯一途径。并且在过去的几十年中，抗血管生成的药物广泛用于癌症治疗，尽管在一定程度上缓解了症状，但临床试验和动物实验均表明这种药物并不能有效延长生存时间和获得很好的临床受益，甚至更容易引起肿瘤的转移和复发[31~33]。

血管生成拟态（vasculogenic mimicry，VM）的发现解释了抗血管生成失败的原因。目前所知，肿瘤微循环主要有三种模式，包括血管生成、马赛克血管（MV）和 VM。VM 于 1999 年首先由 Maniotis 及其同事在研究黑色素瘤时发现并报道[34]，即高度侵袭性的肿瘤细胞在特殊的肿瘤微环境下能够发生自身变形而围成类血管样的管道结构，不依赖于内皮细胞的参与，这种现象称为血管生成拟态（VM）。这一结构描述了肿瘤细胞形成富含细胞外基质的不同于血管生成的血管样结构，主要存在于肿瘤发生的早期[35]。VM 为肿瘤细胞提供氧气和营养，在很多不同类型的癌细胞中被观察到，包括 HCC，与肿瘤的分级、侵袭、转移及患者生存时间短密切相关[36]。VM 结构的特殊性使得围成这些管道结构的肿瘤细胞直接暴露于血流，因此更容易进入血液循环而扩散到远处脏器。研究报道，与 VM 阴性的患者相比，VM 阳性的患者更容易发生血行转移和远处复发[37]。VM 应当成为抗肿瘤治疗中的新靶点。

作为一个传统的中药，As_2O_3 的药理机制非常复杂，能够影响大量的信号转导通路并引发一系列的细胞效应。As_2O_3 已经被成功地应用于 APL 的临床治疗，并取得了显著疗效[38]。另外，很多研究表明，As_2O_3 在一些实体肿瘤中也有一定的抗癌效果，包括 HCC[39~42]：一方面，As_2O_3 可以引起 DNA 损伤、氧化应激，激活 caspase-3 通路及诱导细胞周期停滞等机制诱导细胞凋亡，减少癌细胞的侵袭和转移[39,41,43]；另一方面，As_2O_3 可以作为一种血管抑制药物抑制结肠癌和胃癌细胞裸鼠移植瘤的生长（用药剂量大于 2.5mg/kg）[44,45]。然而，上述研究中提到的 As_2O_3 起作用的前提是浓度高或者长时间的暴露，其有效性依赖于细胞毒性，这必将产生一系列不良反应而限制其临床应用。研究表明，低

浓度的 As_2O_3 可清除裸鼠结肠癌模型中调节性 T 细胞而起到抗肿瘤的作用且不产生副作用[46]，但低剂量的 As_2O_3 是否对 HCC 的 VM 形成有抑制作用尚未见报道。该研究的目的在于研究低剂量的 As_2O_3 在体内外抑制肝细胞癌 VM 形成的效果及相关的作用机制，以期发现治疗肝癌的新对策。

2.3.1 血管生成拟态（VM）简介

肿瘤的血管系统为肿瘤的生长和血行转移提供血液供应，是肿瘤发生的标志。VM 的发现为人们寻找抗癌策略提供了新的线索。前文已述，VM 是一种不依赖于内皮细胞的血供模式，由侵袭性的肿瘤细胞在组织微环境的作用下，自身发生形态改变而形成的血管样结构，由肿瘤细胞围成的这种特殊结构富含细胞外基质（extracellular matrix remodeling，ECM），呈 PAS（＋）、内皮细胞标记物（－）的染色特点。VM 存在于多种恶性肿瘤细胞中，包括黑色素瘤[47~49]、胃癌[50,51]、肉瘤[52]、卵巢癌[53,54]、肝细胞癌[55,56]、乳腺癌[57]、头颈部癌[58,59]、结直肠癌[60,61]、胶质瘤[62,63]、肺癌[64,65]、膀胱癌[66]、前列腺癌[67]、食管癌[68]、肾透明细胞癌[69] 和骨肉瘤[70]。

Folberg 等表述，在脉络膜黑色素瘤中 VM 有 7 种形态：直的管道，平行的直道，交叉连接的直通道，弧形的、不完全封闭的环状结构，带分支的弧形结构，封闭的环状结构，网状结构（网状结构的定义为至少为三个背靠背的、封闭的、PAS 阳性环）。VM 为确保肿瘤生长和转移提供了血液供应和营养需求，在很多不同种类的肿瘤细胞进展过程中有着非常重要的生物学行为。VM 阳性的患者往往预后很差。作为独特的血液供应模式，VM 不依赖于内皮细胞，而是由高度恶性的肿瘤细胞直接围成，这一结构的特殊性，使得肿瘤细胞直接暴露于血流，从而易于进入微循环而发生远处脏器的转移。VM 与肿瘤的侵袭性密切相关，是患者预后差的独立危险因素，可能的机制包括以下几种：第一，VM 为肿瘤的快速生长提供营养灌注的途径，通过渗漏的血管或通过与内皮细胞围成的血管结构连接而提供转移逃脱的路径[71]；第二，大量的证据表明，癌干细胞参与 VM 的形成[72]，并且与肿瘤的侵袭、转移有关，从而促进肿瘤的进展；第三，VM 的形成涉及多个信号通路，很多细胞因子参与肿瘤细胞的移行、侵袭及基质重塑；第四，低氧能够调节控制细胞活力、肿瘤生长、转移和 VM 相关基因的表达；最后，VM 能够与宿主体内的血管结构相连接，成为功能性微循环的一部分，当血管生成的模式受到抑制时，VM 可作为一种血液供应的替代途径为肿瘤生长提供养分。越来越多的研究证实 VM 与肿瘤的分化、淋巴结转移、远处转移、TNM 分级及临床预后差密切相关。VM 的存在不仅是临床患者预后差、更是抗内皮细胞血管生成失败的主要原因。VM 对抗血管生成的化合物（比如贝伐单抗、索拉非尼和舒尼替尼）表现出天然的抵抗，单一的抗血管生成治疗方法并不能取得满意的疗效，患者无明显生存受益。临床前试验显示抗血管生成抑制肿瘤的生长但加速转移发生[73]。因此，发现影响 VM 形成的相关分子机制及其靶向性药物对于抗肿瘤治疗意义重大。

影响 VM 形成主要有三个因素，包括与 VM 管道相关的肿瘤细胞的可塑性、ECM 的重塑、VM 管道与宿主微循环的连接。因此，VM 已然成为抗肿瘤治疗的新热点，抗 VM 治疗应该同时注重抑制肿瘤细胞的可塑性和 ECM 重塑及促进 VM 形成的肿瘤微环境，阻断 VM 潜在的生物化学及分子通路。自从 VM 被发现以来，大量的研究致力于其诱导、形成及靶向治疗的机制。然而，VM 的形成是一个复杂的病理过程，涉及许多分子及信号通路参与其中。目前，参与 VM 形成的分子及相关的机制主要包括以下几个方面：

（1）上皮间质转化（epithelial to mesenchymal transition，EMT）

EMT 是指上皮细胞转化为具有间质特征的去分化细胞的可逆性过程。这一过程的特征是细胞失去上皮细胞的特点而获得间质细胞的表型[74]。经历 EMT 的上皮细胞其上皮标志物（比如细胞角蛋白、E-cadherin 和闭合蛋白 occludin）表达下降，失去细胞极性和细胞之间的黏附性，而间质标志物表达上调（如波蛋白 vimentin、N-cadherin 和纤连蛋白 fibronectin），获得细胞骨架重新排列的成纤维细胞样形态。E-cadherin 的表达丢失和 N-cadherin、VE-cadherin 的表达获得是 EMT 标志性的 cadherin 转变。上皮细胞通过 EMT 而被赋予具有自我更新能力的干细胞表型，这一过程受很多转录因子及信号通路的调控，包括 Snail、Slug、ZEB1、ZEB2 和 Twist 1/2 以及 TGF-β 和肝细胞生长因子。EMT 在肿瘤进展过程中非常重要，刺激肿瘤细胞逃离原发病灶并侵袭间质组织、转移到身体的远处器官，是肿瘤侵袭和转移的重要步骤[75]，研究发现，EMT 参与并促进 VM 的形成，在形成 VM 的肿瘤细胞中，EMT 相关的转录因子表达上调[76]。乳腺癌细胞是通过 $CD8^+$ T 细胞诱导的 EMT 而获得癌干细胞特性和致瘤特性的，从鼠或人乳腺/乳腺癌细胞中分离出的干细胞表达 EMT 的标志物。Twist 2 在乳腺癌细胞中呈过表达，而 Twist 2 异位过表达将促进 EMT 并增加 $CD44^+/CD24^-$ 细胞的数量。在结直肠癌中，通过鼠短尾突变体表型诱导的 EMT 增加 nanog 的表达可使结直肠细胞获得干细胞特点。研究表明，ZEB2 通过 TGF-β1 诱导的 EMT 促进肝细胞癌 VM 形成[77]，因此，上调肿瘤 EMT 相关的转录因子能够促进 HCC 的侵袭和转移。

（2）MMPs、PI3K/Akt 和层粘连蛋白 5γ2（laminin 5γ2，Ln5γ2）

MMPs 是一组锌依赖的肽链内切酶，能够降解 ECM 的所有成分，与肿瘤细胞的侵袭、转移和血管生成关系密切，在促进肿瘤侵袭和扩散方面起着非常重要的作用。MMPs 被分成不同的亚组，包括解素、胶原酶、间质溶解素、白明胶酶和膜型金属蛋白酶。ECM 破坏在恶性肿瘤的发展和扩散过程中是一个非常重要的事件，是调节癌细胞转移的重要步骤，而 MMPs 在 ECM 降解和重塑中起着重要作用，它们参与从肿瘤发生到转移的肿瘤发展的每一个阶段。恶性肿瘤细胞中 MMPs 呈高表达，MMPs 的表达和激活能够将 Ln5γ2 降解为 γ2′和 γ2x 碎片，而这些片段是降解 ECM、形成 VM 的先决条件，即：MMPs 可以刺激 γ2′和 γ2x 片段的分泌，从而促使 VM 形成。在所有的 MMPs 中，MMP-2 和 MMP-9 属于白明胶酶，也被称为 Ⅳ 型胶原酶[78]，是降解破坏血管基底膜 Ⅳ 型胶原的主要酶，在癌症的转移和侵袭过程中起着重要作用，它们出现于所有的 VM 阳性病例中，而 VM 阴性的患者中则很少表达[79]。研究表明，MMP-2 表达增加与 HCC 患者的淋巴结转移和肿瘤的分级密切相关[80]；MMP-2 和 MMP-9 表达增加与肺癌患者差的预后密切相关，哌泊索仑能够显著减少与转移相关的 MMP-2 和 MMP-9 的分泌和蛋白质表达[81]。MMP-2 和 MMP-9 在直肠、胃、肝脏、肺脏及乳腺癌细胞中的表达与这些肿瘤较高的转移潜能有密切关联。此外，MMP-2 和 MMP-9 的表达与三阴乳腺癌的发展、侵袭、转移能力密切相关，而与淋巴结转移无关[82]，尤其是 MMP-9 在有远处脏器转移的乳腺癌患者中呈现高表达。MMP-9 是乳腺癌细胞 MCF-7 细胞系形成 VM 网状管道结构所必需的[83]。MMPs 抑制剂能够抑制 MMPs 在肿瘤转移中的作用，因此，以 MMPs

为靶向的特异性抑制剂将是一种比广谱抗癌药更有效的治疗药物。

PI3K 是正常细胞生理过程必不可少的信号通路，通过磷酸化其底物（包括磷脂酰肌醇及其衍生物）而发挥作用，参与细胞的增殖、分化、代谢及移动。Akt，即蛋白激酶 B（PKB），是丝氨酸/苏氨酸蛋白激酶，在 PI3K 信号通路中起重要的调节作用。PI3K 信号通路通过激活 Akt 参与细胞的存活、增殖、代谢、移行及 VM 形成[84]。

研究证实，PI3K/Akt 信号通路在很多肿瘤细胞中呈激活状态，并且在肿瘤进展过程中磷酸化不同的底物（包括 TOR、BCL-2、FoxO 家族转录因子等）而发挥重要的作用[85]。PI3K/Akt 通路的致癌性已经广为人知，而 PI3K 抑制剂已经成为人类肿瘤治疗的一部分[86,87]。有研究表明，EphA2、PI3K、MMPs 是 VM 形成过程中的关键因子[88]。MMP-2 和 MT1-MMP 对 VM 的形成至关重要，MMP-2 的分泌及其活性激活是通过 PI3K 信号通路来调节的[89]。PI3K/Akt 调节肿瘤细胞中 MT1-MMP 的活性和表达，MT1-MMP 反过来激活 MMP-2，激活的 MMP-2 将 Ln5γ2 降解，产生 γ2′ 和 γ2x 片段，这些碎片释放到肿瘤微环境中参与基质的重塑及 VM 形成，促进肿瘤细胞侵袭和转移。使用 PI3K 特异性抑制剂（LY294002）后，MMP-2 和 MT1-MMP 的活性下降，阻止 Ln5γ2 降解，导致 γ2′ 和 γ2x 片段水平下降，肿瘤细胞不能形成 VM 结构。研究表明，与低侵袭性的黑色素瘤相比较，能够形成 VM 管道结构的高度恶性的黑色素瘤 ECM 成分 Ln5γ2 呈高表达，而 Ln5γ2 表达消失则阻止 VM 结构的形成[90]。三维培养的人胆囊癌细胞系 GBC-SD 细胞和 GBC-SD 裸鼠模型中，癌细胞通过激活 PI3K/MMPs/Ln5γ2 信号通路而形成 VM 管道结构[91]。另外，低度恶性的肿瘤细胞种植于以高度恶性黑色素瘤细胞预处理过的基质上时也可以形成 VM 网状结构；在形成 VM 网状结构之前将恶性肿瘤细胞移走，细胞基质中依然富含促网状结构形成的因子。如果这些细胞基质用抗-Ln5γ2 抗体预处理的话，低度恶性的肿瘤细胞将不能再形成管道样网状结构。简而言之，PI3K 间接地影响 MMP-2、MMP-9、MT1-MMP 和 Ln5γ2 的相互作用，从而重塑肿瘤细胞的微环境，成为 VM 重要的调节因子。

(3) FAK、EphA2 和 VE-cadherin

局部黏着斑激酶（focal adhesion kinase，FAK）是与细胞位点黏附相关的细胞质酪氨酸激酶[92]。FAK 影响细胞存活、生长、血管生成、细胞侵袭和移行。当 FAK 位于细胞膜上时，它能够激活细胞外信号调节激酶 1 和 2（ERK1/2），ERK1/2 磷酸化后进一步通过 PI3K 通路调节 MT1-MMP 和 MMP-2，参与 ECM 重塑、细胞移行、细胞侵袭和 VM 形成。FAK 相关的非激酶（FRNK）能够与局部黏附蛋白反应，但没有激酶的活性，因此，FRNK 被认为是一个显性失活的 FAK 蛋白。FRNK 在恶性黑色素瘤中表达，可以降低细胞的侵袭性、移行及在基质胶上形成 VM 网状结构的能力。FRNK 还可以减少 ERK1/2 的磷酸化，并导致尿激酶磷酸化水平下降和 MT1-MMP、MMP-2 活性减低。因此，FAK 及 FRNK 能够调节恶性肿瘤细胞 VM 的形成、细胞移行和侵袭的能力。

EphA2 是在人上皮细胞中发现的一个 103kDa 的跨膜蛋白。EphA2 作为酪氨酸激酶受体在细胞黏附、移行及侵袭过程中有重要的调节作用。EphA2 受体激活可以调节内皮细胞血管结构的形成和（VEGF）依赖的内皮细胞移行和存活，对血管生成和 VM 形成具有调节作用。EphA2 被证实是促进 VM 形成及黑色素瘤细胞可塑性的重要因子，另外，EphA2

在头颈部鳞状细胞癌 VM 形成过程中通过调节 EMT 而发挥关键作用[93]。EphA2 的功能受 miR-200a 的直接调节而影响 VM 形成[94]，在卵巢癌的进展和预后中起重要作用。EphA2/FAK/Panillin 信号通路可影响膀胱癌的生长和 VM 形成[95]。磷酸化的 EphA2 激活 PI3K，导致 MT1-MMP 和 MMP-2 表达增强[96]，而 MMP-2 和 MT1-MMP 又可共同促进 $Ln5\gamma2$ 降解为 $\gamma2'$ 和 $\gamma2x$ 碎片，这些碎片释放到肿瘤微环境，增加肿瘤细胞的移行和侵袭能力，并最终导致 VM 发生。抑制上述级联反应会抑制恶性黑色素瘤 VM 管道结构的形成[97]。EphA2 受 VE-cadherin 的调节而易位至细胞膜，并与其膜受体结合发生磷酸化，FAK 与磷酸化的 EphA2 相互作用被激活，从而启动 PI3K 信号通路的功能。另外，EphA2 与 VE-cadherin 共存时，PI3K 也可被激活，而不需要 FAK 的参与。活化的 PI3K 即可诱导 MT1-MMP 的表达和激活，从而激活 MMP-2 的功能[89]。因此，VE-cadherin 和 EphA2 相互协调，是调节黑色素瘤 VM 形成的重要调节因子。EphA2 的过表达通过 FAK 依赖的方式使 MMP-2 表达增加[98]。这些都说明 EphA2 通过 FAK 和 ERK 途径促进 VM 相关的级联反应，在 MT1-MMP 水平与 PI3K 共同促进层粘连蛋白降解[99]。

VE-cadherin 是一个表达于内皮细胞的钙黏素家族跨膜蛋白，能够特异性地表达于内皮细胞及侵袭性的肿瘤细胞中，主要作用是调节细胞与细胞之间的黏附[100]，促进同型细胞之间的反应并在血管生成过程中起着重要作用。VE-cadherin 是最先发现的与 VM 形成相关的蛋白质，是 VM 形成级联反应中的上游调控因子，该基因的转录诱导对于启动肿瘤细胞的可塑性并导致 VM 形成至关重要，是 VM 网状结构形成的必要条件。VE-cadherin 的表达受一个基础的、非内皮特异性的 140bp 的启动子（$-139/+24$）调控。VE-cadherin 在 VM 形成中的功能主要是通过调节 EphA2 的活性来实现的[76]。在形成 VM 的恶性肿瘤细胞中，VE-cadherin 和 EphA2 同时位于浆膜，尤其是细胞与细胞接触的位点。EphA2 及其膜结合受体之间的反应导致 EphA2 磷酸化，通过 FAK 和 ERK1/2 通路使 MMP-2 激活，导致 Ln5γ2 降解，从而促进 VM 形成。VE-cadherin 表达增加，则增强肿瘤血管形成和肿瘤细胞增殖而促进肿瘤进展；敲除 VE-cadherin 将使得 EphA2 重新定位，同时伴有 EphA2 磷酸化减少，癌细胞失去形成 VM 的能力[101]。另外，低氧诱导的 Bcl-2 也可以促进人黑色素瘤细胞表达 VE-cadherin，在黑色素瘤细胞中，VE-cadherin 的表达还与 Nodal/Notch 通路的激活[102,103] 及低氧诱导因子 (HIF)[104,105] 密切相关。VE-cadherin 在 HCC 中的表达与 Twist1 的核位置相关，该转录因子与 VE-cadherin 的启动子相结合，并增强 VE-cadherin 活性[76]。因此，VE-cadherin 参与 VM 形成的关键信号通路，是 VM 的标志蛋白。

(4) STAT3、HIF-1α 及 VM

信号转导和转录激活因子（STATs）属于转录因子家族的成员，由生长因子和细胞因子激活。作为 STAT 家族的一员，STAT3 通过调节细胞增殖、细胞周期、细胞凋亡、血管生成、免疫逃逸及 EMT，在许多肿瘤的发生和发展过程中起着至关重要的作用。在低氧条件下，STAT 3 能转化成 p-STAT 3，而 p-STAT 3 可以上调 MMP-2 的表达水平进而促进肿瘤组织中 VM 的形成[106]。在胃癌中，STAT 3 和 p-STAT 3 的表达水平明显增高[107]。当阻断 STAT3 信号通路时，乳腺癌和黑色素瘤细胞系中 Scr 诱导的 HIF-1α 的表达被抑制，导致 EMT 减少，肿瘤细胞移行和侵袭的潜力减弱[108]。作为低氧依赖性蛋白质，HIF-1α 在氧分压正常的条件下可以被迅速降解，但是当氧分压不足时，它能在转录水平上调细胞增殖，激活一系列低氧反应基因的表达，并且能与低氧反应元件相结合，影响肿瘤的能量代谢、血管生成、浸润和转移。研究表明，胃癌组织切片中的 HIF-1α 阳性表达显著增加，且与 VM 的形成呈正相关[50]。STAT3 能够以阻止降解和加速合成的方式调节 HIF-1α 的稳定性和活性，并通过 STAT3-p-STAT3-HIF-1α-VM 通路促进 VM 形成，影响肿瘤的侵袭和转移。

(5) TF、TFPI-1 和 TFPI-2

组织因子（TF）是一种跨膜蛋白，表达于多种细胞类型，包括内皮细胞、平滑肌细胞、巨噬细胞和实体肿瘤细胞，与血管系统的发生发展密切相关。组织因子通路 1（TFPI-1）和组织因子通路 2（TFPI-2）是两个共凝集通路抑制剂，在维持凝血和抗凝系统平衡中起着重要作用。TF 和 TFPI-1/2 参与 VM 的形成。最近的研究表明，TF、TFPI-1 和 TFPI-2 在人侵袭性黑色素瘤中过度表达。TF 的促凝血功能可以通过 TF-PI-1 调节，而后者与 VM 网状结构的灌注相关。然而，TF 的功能并不能被 TFPI-2 调节，但后者仍被视为是 VM 结构形成的重要因子。TFPI-2 是黑色素瘤细胞形成 VM 管道结构所必需的，当使用 TFPI-2 抑制剂后，肿瘤细胞不能形成 VM。TFPI-2 通过与 MMP-2 反应并以胞浆素依赖的方式参与内皮细胞基质重塑。MMP-2 的活性可以通过抑制 TFPI-2 的表达而被抑制。此外，TFPI-2 对 MMP-2 有正向调节的作用，与 VM 的形成相关。另外，内皮细胞和肿瘤细胞的黏附及移行可以通过基质相关的 TFPI-2 活性调节，尤其是当敲除 TFPI-2 时，MMP-2 的活性受到抑制。这些结果表明，TFPI-2 在肿瘤进展和 VM 形成过程中是必需的；相比之下，TF 和 TFPI-1 不是 VM 形成的必要条件[109]。

(6) 半乳凝素 3（Galectin-3，Gal-3）

Gal-3 是哺乳动物体内 15 个保守的糖结合蛋白家族成员

之一，在这 15 个成员中，Gal-3 是唯一一个嵌合型半乳糖凝集素，是一个碳水化合物结合蛋白，可以诱导细胞黏附和移行[110]，具有致癌[111,112] 和致血管生成[113] 的潜能。Gal-3表达上调时，可促进黑色素瘤细胞和乳腺癌细胞的转移，而敲除 Gal-3 会引起包括 VE-cadherin 在内的内皮标志物表达下降和 IL-8 的释放（IL-8 是促血管生成素，能够调节 MMP-2 的表达），从而抑制 VM 形成和肿瘤侵袭。Gal-3 通过抑制早期生长蛋白-1（EGR-1）调节基因表达，促使 EGR-1 的靶基因转录。敲除 Gal-3 后的基因表达芯片分析显示，Gal-3 调节多基因表达，对高度侵袭性黑色素瘤内皮标记物（如 VE-cadherin、IL-8、纤连蛋白-1、内皮细胞分化的神经鞘脂 G 蛋白受体-1 及 MMP-2）的异常表达有负性调节作用[114]。Gal-3 shRNA 能够增强 EGR-1 的转录，从而降低 VE-cadherin 和 IL-8 启动子的活性，VM 网状结构的形成也必须有 Gal-3 的参与。在人类黑色素瘤细胞，当肿瘤进展为恶性度和转移潜能更高的黑色素瘤时，Gal-3 的表达水平上升。另外，Gal-3 高水平表达在高度转移的乳腺癌细胞中也可见[115]。

（7）Notch/Nodal

Notch/Nodal 属于转录生长因子 β（TGF-β）超家族成员，是胚胎发育过程中所必需的调节因子，能够维持胚胎干细胞的去分化状态，确保生长和发育。Notch 是有四个不同亚型（Notch1～4）的跨膜受体，这些受体在与下列可能的五个配体（δ-1/3/4 和 jagged1/2）结合后，在 γ-裂解酶的作用下发生裂解。Notch 胞内区（NICD）释放到细胞质并转送到细胞核，调节包括 Nodal 在内的基因表达。尽管细胞的命运取决于细胞环境，但 Notch 信号通路参与细胞分化，Notch 与胚胎时期血管网的形成相关，所以也有可能与肿瘤中 VM 的发生有关系。Nodal 与几种膜受体（Cripto-1、ALK4/7、ActRⅡB

和/或 TGF-β 受体 I 和 II）结合，导致 SMAD2/3 磷酸化，并使其与 SMAD4 及它们的核转录相关，从而激活 Nodal 靶基因的表达，包括 LEFTY，而后者在该信号通路中发生负反馈，直接抑制 Nodal。据报道，Notch 信号级联反应通路被 γ-裂解酶抑制剂破坏后，可以加强黑色素瘤细胞 VM 网状结构形成能力，即 Notch 可能有抑制 VM 的作用[31]。然而，有证据表明，Notch 与 VM 之间存在正相关：Notch-4 在几种能形成 VM 的侵袭性黑色素瘤细胞系中呈高表达，同时在 Nodal 的表达上调过程中起着重要的作用。另外，抗体介导的 Notch 信号通路阻断导致 VM 能力受损，而加入 Nodal 后又可修复[32]。正常情况下，Nodal 的表达会在细胞分化完成后逐渐消失、停止，但在功能失调的肿瘤细胞中，这一过程会被修复而使 Nodal 再次表达，例如黑色素瘤和乳腺癌细胞，这一通路与侵袭性黑色素肿瘤的进展、可塑性、侵袭性、VM 形成及 VE-cadherin 的表达密切相关。Nodal 信号通过 Smad2/3 通路上调 VM 相关蛋白 Slug、Snail 和 cMyc 的表达而诱导 EMT，促进乳腺癌细胞中 VM 的形成[33]。

（8）cAMP 信号通路

cAMP 是控制各种生理现象包括细胞生长和分化的第二信使，而第二信使蛋白在细胞内参与各种信号通路的信号转导。体外实验亦表明，cAMP 信号通路参与侵袭性黑色素瘤细胞 VM 网状结构的形成[116,117]。首先，cAMP 水平升高将使得皮肤和葡萄膜黑色素瘤的 VM 形成减少，这种抑制主要依赖于由 cAMP 直接激活的蛋白交换（Epac），而非蛋白激酶 A；其次，VM 损伤与 ERK 和 PI3K/Akt 信号通路的抑制密切相关[118]，这两个信号通路是血管生成的重要通路。

（9）无翅基因（Wingless，Wnt）

Wingless 家族蛋白是一个庞大的蛋白质家族，这一家族控制着许多病理生理过程，包括胚胎发育、细胞的移行及分化。Wingless（Wnt）家族，尤其是 Wnt5，是内皮细胞去分化为 ESCs 及胚胎血管发育所必需的[119]。在 mESC 内皮细胞去分化的过程中，Wnt5a 通过下调 β-actin 和蛋白激酶 C-α（PKC-α）的活性发挥作用，敲除其下游的任何一个效应子将导致 Wnt5a 介导的内皮细胞去分化失败。Wnt5a 通过调节细胞骨架蛋白而促进细胞的移行，促使肿瘤细胞重新定位。另外，Wnt5a 释放细胞内钙，激活钙依赖蛋白，如癌细胞侵袭必需的蛋白激酶 C（PKC），这些都说明 Wnt5a 是一个癌促分子[120]。PKC-α 与 Wnt5a 一起参与卵巢癌细胞的 EMT 和 VM 形成，这一过程 PKC-α 与 Wnt5a 呈共表达，另外 Wnt5a 表达上调可以强化 PI3K 信号通路。研究表明[121,122]，Wnt5a 参与肿瘤细胞恶性度增加的进程，其表达与黑色素瘤细胞的侵袭性增加有关。Wnt5a 过度表达促进卵巢癌和肺癌 VM 管道结构形成[123]。另一方面，Wnt5a 通过多种分子抑制 β-catenin 介导的转录，在一些肿瘤中可能扮演肿瘤抑制因子的角色，阻止癌症发生。因此，Wnt5a 在癌症中的作用依然存在争议，有时被认为是癌抑制因子，而有时参与癌转移。

（10）其他相关的分子机制

① DNA 结合 2 抑制剂（Id2）

Id2 是 HLH 蛋白家族的成员，参与许多细胞进程，包括细胞增殖、分化、细胞周期调节及肿瘤发生。用 RNA 干扰敲除高度侵袭性的葡萄膜黑色素瘤细胞中的 Id2 后，VE-cadherin 的表达下调，肿瘤细胞失去形成 VM 的能力。Id2 也影响细胞的稳定性，对血管样结构的形成至关重要。

② 迁移诱导蛋白 7（Mig-7）

Mig-7 是一个富丝氨酸蛋白，在肿瘤的迁移和循环过程中起着重要的作用。有证据表明，Mig-7 在能够形成 VM 结构的高度侵袭性的黑色素瘤细胞中呈高表达，而在不能形成 VM 结构的低度侵袭性的黑色素瘤细胞中不表达。Mig-7 过度表达能够增加 Ln5γ2 降解，进而促进 ECM 和 VM 形成及肿瘤的转移。

③ 骨形态发生蛋白-4（BMP-4）

BMP-4 是肿瘤移行和侵袭的另一个调节因子。BMP-4 的表达与恶性黑色素瘤细胞形成 VM 的能力密切相关[124]，并且 BMP-4 的这一效应受 VE-cadherin 和 EphA2 的正向调节。减少 BMP-4 的活性，黑色素瘤细胞中 VE-cadherin 和 EphA2 的表达下调，VM 的形成减少。

④ 人绒毛膜促性腺激素（hCG）

有报道指出，hCG 能够诱导人卵巢癌细胞系形成 VM 结构。hCG 的表达在低氧条件下比在常氧条件下更高。用 siRNA 抑制 HIF-1α 表达显著降低 OVCAR-3 细胞中 hCG 的表达。用 5000mU/ml hCG 预处理 OVCAR-3 细胞，能诱导由肿瘤细胞围成的 VM 结构，并在常氧条件下显著增强血管标志物的表达。

2.3.2　VM 靶向治疗的现状

肿瘤转移是癌相关死亡的主要原因，然而，传统的抗血管治疗能够造成肿瘤微环境缺氧从而促进 VM 的形成，导致肿瘤的进展[125]，VM 管道结构的存在使得肿瘤转移变得更容易。因此，抗 VM 应成为抗肿瘤治疗的新靶点。最近，越来越多的研究致力于抑制 VM 形成的抗肿瘤治疗，这些研究涉及多种抗肿瘤机制，包括 Ln5γ2、MMP-2 或 MT1-MMP 抗体、下调 VE-cadherin 和抑制 VM 相关的其他基因。唑来膦酸（ZA，可抑制骨吸收的药物）可破坏 LM8 细胞上的 RohA 膜定位而抑制 VM，进而导致细胞超结构改变并刺激细胞凋亡。塞来昔布可通过抑制 COX-2 抑制人乳腺癌 VM 结构的形成，增加外源性 PGE-2 也可使 VM 结构消失。因此，学者们推测塞来昔布通过 PGE-2 对血管结构起作用。另外，HIF-1α 抑制剂雷帕霉素能下调 VEGF、VE-cadherin、EphA2 和 MMP-2 的表达而抑制 VM 形成和细胞表型的转换。科学家们发现，用于治疗妊娠早孕反应的沙利度胺可以下调 VEGF、MMP-2 和 MMP-9 的表达而达到抑制 VM、血管生成等生物学效应。沙利度胺对胚胎细胞的这种作用可能是由于沙利度胺拥有抑制血管结构形成的能力，但因其严重的致畸性而被禁止使用[126]。烟碱能够下调 VE-cadherin 的表达而部分抑制 VM 形成和以剂量依赖的方式破坏已经形成的 VM 结构。另外，在烟碱完全停用后，其 VM 抑制能力甚至可持续 1 个月。有数据表明，化学修饰的四环素 COL-3 可以抑制 VM 相关基因 *MMP* 的活性及减少 VM 管道结构的形成[127]。多西环素还可以抑制肝癌细胞的 EMT 和 VM 的形成[128]。另外，多西环素通过抑制 MMP-2 和 MMP-9 的表达、减少 VM 管道结构形成而延缓黑色素瘤移植瘤的生长。

除了西药，中药也用来研究对 VM 形成和肿瘤抑制的作用。研究表明，姜黄素能够通过抑制 JAK-2/STAT3 信号通路抑制喉部鳞状上皮细胞癌中 VM 形成及其侵袭能力[129]；姜黄素可以通过抑制 STAT3 和 PI3K 通路而抑制肝癌细胞形成 VM[130]，该通路被抑制后，肝癌细胞的移行能力和 MMP-9 的分泌均下降。另外，姜黄素还可以通过抑制 EphA2、PI3K 及 MMP-2 的表达而抑制脑胶质瘤细胞和脉络膜黑色素瘤 VM 的形成[131,132]。然而，这些研究中，姜黄素的浓度均相对较高，用于临床产生了一系列的毒副反应，包括皮炎、消化道症状及出血倾向，因此其临床应用受到了限制。细胞和动物实验表明，染料木黄酮可以显著下调 VE-cadherin 的表达，进而抑制眼葡萄膜黑色素瘤 VM 的形成[133]。

另外，用小干扰 RNA 敲除 VM 形成过程中的关键基因，也可以达到抑制 VM 的作用。但是，上述药物治疗及基因敲除的手段仅限于理论研究，目前尚未成功地用于临床治疗，VM 阳性患者的预后依然很差。因此，随着研究的深入和大量临床试验的成功，VM 抑制剂将成为一个非常有前景的抗肿瘤治疗的新策略。

2.3.3 研究采用的器材与方法

2.3.3.1 实验材料

本研究中采用肝癌细胞系：HepG$_2$ 细胞系（由哈尔滨医科大学附属第一医院普通外科重点实验室惠赠）。

实验动物为 BALB/c 裸鼠，4～6 周龄，体重 18～22g（斯莱克景达实验动物公司，中国武汉）。

2.3.3.2 实验设备

电热恒温水浴槽	上海一恒科技有限公司
低温离心机	美国 Thermo 公司
微量移液器	德国 Eppendorf 公司
倒置显微镜	日本 Olympus 公司
分析天平	梅特勒-托利多仪器上海有限公司
普通家用冰箱	中国　美菱
超低温冰箱	美国 Thermo 公司
细胞培养箱	德国 BINDER 公司
细胞培养瓶	Corning 公司
96 孔培养板	Corning 公司

6 孔培养板	Corning 公司
1.8ml 细胞冻存管	Corning 公司
Millipore 33mm 0.2μm 滤器	北京杰辉博高生物技术有限公司
吸管	爱思进
15ml 离心管	Corning 公司
超净工作台	中国　哈东联
电泳仪及转膜仪	Bio-Rad 美国
恒流电源	中国　北京六一仪器厂
液氮罐	DONGYA 中国
制冰机	日本 SANYO 公司
凝胶成像分析系统	英国 SYNGENE 公司
显微摄像机图像分析系统	中国　上海
TKY-TSD——生物组织自动脱水机	中国　北京
TKY-BMA——生物组织自动包埋机	中国　湖北
TKY-TK——生物组织摊烤片机	中国　湖北
组织切片机	美国 VPI 公司
水平摇床	中国　苏州

2.3.3.3　主要试剂

青/链霉素溶液（双抗）	Gibco 公司
胎牛血清（FBS）	Gibco 公司
免疫组化酶底物显色剂 DAB	北京中杉金桥生物技术有限公司
PMSF	北京碧云天生物技术公司
DMEM	北京同方同正生物技术发展

	有限公司
胰蛋白酶（Trypsin）	Hyclone 公司
Matrigel 基质胶	美国 BD 公司
PBS 缓冲液	上海谷研生物
三氧化二砷	哈尔滨医科大学附属第一医院
噻唑蓝（MTT）	上海羽朵生物科技有限公司
二甲基亚砜（DMSO）	中国北京索来宝生物科技有限公司
CD105	Thermo Fisher Scientific
MMP-2	KeyGEN BioTECH
MMP-9	KeyGEN BioTECH
VE-cadherin	美国 Santa cruz 公司
Bax	美国 Santa cruz 公司
Bcl-2	美国 Santa cruz 公司
BCA 蛋白浓度测定试剂盒	北京碧云天生物技术公司
PAS 染色剂	北京斯百汇生物科技有限责任公司

2.3.3.4 实验方法

(1) 细胞实验

① 细胞冻存

◇ 当细胞融合达 90％时，用洁净的吸管吸尽培养瓶中的培养液，于非细胞黏附面用 PBS 冲洗 3 次。

◇ 加入 0.05％胰蛋白酶消化液 1.5ml，置于孵育箱中 2min 后取出，镜下观察至细胞形态变圆、细胞间隙变大时，加入含 10％FBS 的 DMEM 培养液终止消化。

◇ 用吸管反复吹打悬浮细胞，制成单细胞悬液后移至 15ml 离心管中，1000r/min 离心 5min，重复 2 次，以去除死细胞碎屑。

◇ 离心结束后，将上清液抽出废弃，并用新的吸管加入预先配置好的细胞冻存液（DMSO：含 10%FBS 的 DMEM 培养液 1：9）5ml，吹打均匀，制成单细胞悬液。

◇ 均匀分装入 5 个 1.5ml 的冻存管，标记姓名、日期及细胞种类，并置于液氮中过夜，放入 −80℃ 冰箱保存。

② 细胞复苏

◇ 将细胞从 −80℃ 冰箱中取出，迅速放入 37℃ 水浴箱中，为避免发生污染，水面高度不可没过冻存管盖沿，轻轻摇动，使其在 1min 内完全融化，缩短常温下细胞与 DMSO 的接触时间。

◇ 将冻存管中的细胞移入 15ml 离心管，加入含有 10% FBS 的 DMEM 培养液 5ml，吸管吹打、混匀，1000r/min 离心 5min。

◇ 离心后弃上清液，加入含有 10%FBS 的 DMEM 培养液 6ml 重悬细胞。

◇ 将细胞分别均匀地移入 2 个细胞培养瓶中，37℃，5% CO_2 细胞培养箱中孵育。

③ 细胞传代培养

◇ 肝癌细胞 $HepG_2$ 在含 10% FBS、100U/ml 的青霉素、100U/ml 的链霉素 DMEM 培养液中，置于 37℃、5% CO_2 细胞培养箱中孵育，待细胞融合度达 90% 时进行传代培养以保持细胞活力。

◇ 用无菌吸管将残存培养瓶内的培养液吸尽，更换吸管并以 PBS 冲洗 3 次，加入 0.05% 的胰蛋白酶消化液 1.5ml，置于 37℃、5% CO_2 细胞培养箱中孵育 2min。

◇ 从培养箱中将细胞培养瓶取出，镜下观察：细胞形态变圆、细胞间隙变大时，加入含 10% FBS 的 DMEM 培养液终止消化。

◇ 用一次性吸管吹打细胞数十次，使细胞团分离、混合均匀，制成单细胞悬液，加入 15ml 离心管中，1000r/min 离心 5min，重复 2 次。

◇ 离心后弃上清液，加入含 10% FBS 的 DMEM 培养液重悬细胞。

◇ 将细胞悬浮液均匀分配，分别加入不同的细胞培养瓶中。

◇ 置于 37℃、5% CO_2 细胞培养箱中继续孵育。

④ 细胞计数

◇ 准备细胞计数板：先用清水将计数板洗净晾干，再用无水酒精或 95% 的酒精清洁计数板及盖玻片，晾干，镜下观察计数板及盖玻片上无杂物后，备用。

◇ 制备肝癌细胞悬液：将常规培养的细胞用胰蛋白酶消化后制成单个细胞悬液。

◇ 加样：用一次性吸管轻轻吹打细胞悬液，微量移液器取 10μl 细胞悬液稀释 100 倍至 1ml，吹打均匀后再取 10μl，在计数板上盖玻片的一侧轻轻加入细胞悬液，注意不要溢出盖玻片，也不能溢入两侧的玻璃槽内。

◇ 计数：在显微镜下用 10× 物镜观察计数板上四个大方格中的细胞总数（注意，细胞压线时，只记左侧和上方，不计右侧和下方）。

◇ 计算：将所得细胞数结果代入下式，得出细胞密度。

细胞密度＝4 个格细胞总数×稀释倍数×10^2/ml

⑤ MTT 细胞增殖抑制实验

◇ 收集对数生长期的 $HepG_2$ 细胞，调整细胞悬液浓度至 $1×10^6$ 个/L，在 96 孔细胞培养板中每孔加入 200μl（即 $1×10^3$ 个）。

◇ 加入不同浓度的 As_2O_3，每个浓度设置 8 个重复孔，同时设置调零孔，在 37℃、5％CO_2 细胞培养箱中孵育不同时间。

◇ 细胞孵育结束后，取出 96 孔细胞培养板，以微量移液器抽出旧的培养液，PBS 冲洗 3 次，每孔加入 20μl MTT（5mg/ml）后继续在培养箱中孵育 4h。

◇ 4h 后取出细胞培养板，以微量移液器将培养液全部吸出，PBS 冲洗 2 次，每孔加入 150μl DMSO，于摇床上低速振荡 10min，使结晶物充分溶解。

◇ 用酶联免疫检测仪检测 490nm 处的 OD 值。

⑥ 三维细胞培养

◇ 冻存的 Matrigel 置入 4℃冰箱过夜，备用。

◇ 在超净工作台中将基质胶加入提前消毒好的 96 孔细胞培养板中，每孔 30μl，冰上操作。

◇ 96 孔细胞培养板置于 37℃、5％CO_2 细胞培养箱中 60min，使基质胶凝固。

◇ 以胰蛋白酶消化对数期生长的 $HepG_2$ 细胞，制成 $1\times10^4/ml$ 细胞悬液。

◇ 将铺好胶的 96 孔细胞培养板取出，置入超净工作台，每孔加入细胞悬液 1ml，并加入不同剂量的 As_2O_3 至终浓度。

◇ 将 96 孔细胞培养板放入孵育箱中，并按预先设置好的不同时间定时拍照。

⑦ 蛋白质提取及 Western blotting 蛋白检测

a. 总蛋白提取

◇ 将不同浓度及不同暴露时间的 As_2O_3 作用后的 $HepG_2$ 细胞中的培养液倒掉，PBS 冲洗 3 次。

◇ 加入 200μl 1×SDS 裂解液作用 20min，使细胞充分裂解，冰上操作。

◇ 用枪头吹打均匀，加入 1.5ml EP 管中。

◇ 95℃水浴 10min，使蛋白质变性。

◇ 13000r/min 离心 10min，吸取上清液至新的 EP 管中。

◇ 用 BCA 试剂盒测定蛋白质浓度，－20℃冰箱保存备用。

b. Western blotting 蛋白检测

◇ 配胶：清洗配胶用的玻璃板，根据不同蛋白质的大小，配置不同浓度的分离胶，待下层胶凝固后配制 5% 上层浓缩胶。

◇ 上样：取 40μg 总蛋白上样，上样前先在蛋白质中加入 5×SDS 上样缓冲液，并置于 95℃水浴中 5min 变性。

◇ 电泳：电压为 60V，待条带跑出浓缩胶后，调整电压至 110V，电泳至溴酚蓝即将跑出即可停止。

◇ 转膜：将凝胶取下、切去上层浓缩胶，将适当大小的 PVDF 膜泡入甲醇中激活 1min，再转入转移缓冲液中；将适当大小的滤纸及转膜用的海绵泡入转移缓冲液中；按照蛋白质从负极到正极的方向（海绵垫-三层滤纸-PVDF 膜-胶-三层滤纸-海绵垫-负极），排尽气泡。依次放入转膜仪中恒流 50mA 转膜。

◇ 封闭：将膜置入封闭液（5%脱脂奶粉或 1% BSA 中），摇床上轻摇 1h。

◇ 将 PVDF 膜用 TBST 在摇床上洗涤 2 次，每次 5min。

◇ 孵育一抗：将一抗用 1%脱脂奶粉或 1% BSA 稀释到适合浓度，4℃过夜。

◇ TBST 洗膜 3 次，每次 10min。

◇ 孵育二抗：将二抗用 1%脱脂奶粉或 1% BSA 稀释到适合浓度（1∶5000～1∶10000）加到膜上，室温下孵育 1h，用 TBST 在摇床上洗 3 次，每次 10min。

◇ 增强化学发光法（ECL）显色，机器曝光并保存图片。

(2) 动物实验

① 裸鼠体内皮下移植瘤成瘤实验

◇ HepG$_2$ 细胞培养至对数生长期，制成 $1 \times 10^6/ml$ 的细胞悬液置于 15ml 的离心管中。

◇ 将配置好的细胞悬液用吸管吹打均匀，抽取 0.2ml 注入 BALB/c 裸鼠右肩胛部皮下。

◇ 将裸鼠随机分为两组：对照组和 As$_2$O$_3$ 组，每组 10 只。

◇ 对照组给予生理盐水 0.2ml，腹腔注射（i. p）；As$_2$O$_3$ 组给予 As$_2$O$_3$ 2mg/kg，i. p，隔日给药。

◇ 隔日测量裸鼠的体重；游标卡尺测量并记录肿瘤最长径、最短径。

◇ 观察裸鼠进食、精神状态及相关的药物副作用。

◇ 给药 20 天后，以超声检查结束后，裸鼠麻醉状态下切取肿瘤组织，放入 10％福尔马林备用。

② 裸鼠皮下移植瘤抑瘤率计算

用游标卡尺隔天测量肿瘤大小并记录，肿瘤体积用下列公式计算：$V = 1/2ab^2$。式中，a 为肿瘤最长径；b 为肿瘤最短径。其中，抑瘤率＝100％×（对照组体积－用药组体积)/对照组体积。

③ 病理切片、染色

a. 免疫组织化学染色

◇ 对甲醛固定的蜡块标本进行切片，厚度约 $4\mu m$。

◇ 60℃烤箱内将切片烘烤 30min，二甲苯脱蜡 2 次，每次 15min。

◇ 经无水酒精、95％酒精、75％酒精脱二甲苯，各 5min。

◇ PBS 冲洗 2min。

◇ 3%过氧化氢室温孵育 10～20min。

◇ PBS 冲洗 2min，重复 3 次。

◇ 去离子水孵育 10min。

◇ PBS 冲洗 2min，重复 3 次。

◇ 抗原修复：蒸馏水洗，放入抗原修复液（pH6.0）内微波修复 20min。

◇ pH7.2 TBS 缓冲液洗 3 次。

◇ 以 3%正常山羊血清封闭 20min。

◇ 加入一抗 4℃过夜。

◇ pH7.2 TBS 缓冲液冲洗 3 次。

◇ 滴加二抗，37℃孵育 45min。

◇ 滴加 ABC 复合物，37℃孵育 45min。

◇ pH7.2 TBS 缓冲液洗 3 次。

◇ DAB 显色 3～10min。

◇ 水洗。

◇ 苏木素淡染，蓝化，脱水，透明。

◇ 中性树胶封片。

b. 特殊染色——CD105 与 PAS 双重染色

◇ 先行 CD105 免疫组织化学染色，DAB 显色后，显微镜下观察，待血管内皮细胞着色后，流水冲洗 1min，终止显色反应。

◇ 将切片置于 0.5%的过碘酸溶液中氧化 15min。

◇ 蒸馏水洗 2 次，每次 3min。

◇ 置于 Schiff 液中，避光环境下 PAS 反应 15min。

◇ 蒸馏水洗 3 次，每次 1min，流水冲洗 3～5min。

◇ 苏木精浅染细胞核 5min，流水冲洗 2min。

◇ 分化，返蓝，常规脱水，透明，树胶封固。

c. 免疫组化染色指数评分办法

◇ 高倍镜下综合染色强度和阳性细胞所占比例，进行半定量测定。

染色强度评分标准：不着色 0 分，黄色 1 分，棕黄色 2分，黄褐色 3 分。

阳性细胞所占比例评分标准：阳性细胞数＜10％者 0 分，10％～40％者 1 分，40％～70％者 2 分，≥70％者 3 分。

◇ 两种评分相加即为染色指数：0～2 分为弱表达，3～6分为强表达。

④ 超声微血管成像（SMI）

a. 仪器及设备

采用 TOSHIBA-Aplio500 彩色多普勒超声诊断仪，实时线阵高频探头：4L11（4～11Hz）探头，5L12（5～12Hz）探头。

b. 检查方法

检查床上铺手术巾，将裸鼠全麻置于手术巾上，充分暴露皮下移植瘤，先行二维灰阶成像观察肿瘤的大小与边界，再行彩色多普勒及 SMI 检查移植瘤内的血流分布位置、走形及管径分支等情况。

c. 血流评估方法

◇ 血流分级采用改良的 Adler 半定量分析法：

0 分　无血流；

1 分　少量血流，即 1～2 个点状或细棒状血流；

2 分　中量血流，3～4 个点状或 1 条重要血管（长度接近或超过肿瘤半径）；

3 分　丰富血流，即 5 个以上点状或 2 条重要血管。

◇ 血流分布位置分三类：中心血流、周边血流与穿支血管。其中，穿支血管需满足一个切面上血流长度超过肿物长度的 1/3。

⑤ 统计学分析方法

所得实验数据均使用 Graph Pad Prism5（Graph Pad Inc.，San Diego，CA，USA）软件进行统计学分析。实验数据使用均数±标准差表示。组间比较用 t 检验，$P < 0.05$ 为差异有统计学意义。

2.3.4 研究结果

本研究的结果表明，$HepG_2$ 在体及离体条件下均可形成 VM 管道结构。低剂量、短时间的 As_2O_3 通过抑制 VM 相关蛋白 VE-caderin、MMP-2 及 MMP-9 的表达即可减少 $HepG_2$ 细胞形成 VM 结构，而非通过细胞凋亡途径。

2.3.4.1 $HepG_2$ 细胞在离体和在体培养条件下均可形成 VM 管道结构

(1) 三维培养条件下检测 $HepG_2$ 细胞能形成 VM 管道结构

$HepG_2$ 细胞种植于铺有基质胶的 96 孔细胞培养板上，置于 37℃ 5%CO_2 细胞孵育箱中培养，1h 后，将 96 孔培养板取出，倒置显微镜下观察，可见 $HepG_2$ 细胞发生形态改变，如图 2-1(a) 中箭头指示，细胞形态由原来的圆形的贴壁细胞变为不规则形，变细、拉长，呈针尖样、浮雕样改变（×100）；继续孵育 12h 后，再次取出细胞培养板，倒置显微镜下观察，结果显示 $HepG_2$ 细胞形态更加细长，呈不均匀分布，培养板底部出现多处空隙，肿瘤细胞呈索条样排列、围成典型的厚壁、管道样图案 [图 2-1(b)，×100]，呈"项链"征。

(2) $HepG_2$ 细胞裸鼠皮下移植瘤内存在 VM 管道结构

对 $HepG_2$ 细胞裸鼠皮下移植瘤组织切片进行 CD105/PAS

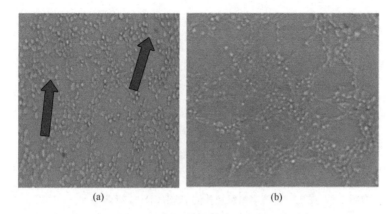

(a)　　　　　　　　　　(b)

图 2-1　基质胶上培养的 HepG₂ 细胞 （×100）

（a）HepG₂ 细胞种植于基质胶 1h 镜下所见；

（b）HepG₂ 细胞种植于基质胶 12h 镜下所见

双重染色，显微镜下可见多个细胞排列疏散，可形成管道样、网格样结构，这些特殊的结构内皮标志染色阴性，即 CD105（一），且这些网状结构的内侧为连续的粉色染色，即 PAS（＋）染色，为基底膜结构。这些特殊结构的中央可见红细胞及脱落的肿瘤细胞，周围并未见炎性细胞及坏死组织［如图 2-2（a）所示，×100］；而未形成 VM 管道结构的部分肿瘤细胞排列致密、均匀分布［如图 2-2（b）所示，×100］，为阴性对照。

2.3.4.2　低剂量 As_2O_3 在不影响细胞活力的前提下抑制 HepG₂ 细胞形成 VM

（1）As_2O_3 对 HepG₂ 细胞活力的影响呈计量相关性

将 HepG₂ 细胞种植于 96 孔细胞培养板，分别加入含终浓度为 $1\mu mol/L$、$2\mu mol/L$、$3\mu mol/L$、$4\mu mol/L$ 和 $5\mu mol/L$ As_2O_3 的细胞培养液孵育 24h，对照组的培养液中不加

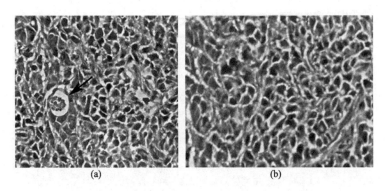

(a)   (b)

图 2-2   在皮下移植瘤组织切片的 PAS/CD105 特殊染色（×200）
（a）箭头所示为皮下移植瘤中的 VM 结构；（b）阴性对照

As_2O_3。24h 后 MTT 检测不同浓度 As_2O_3 作用后的细胞活力，结果显示，4μmol/L 和 5μmol/L 组活细胞数显著下降，与对照组相比，OD 值差异具有统计学意义（$P<0.01$ 和 $P<0.001$），而 1μmol/L、2μmol/L 和 3μmol/L 组细胞活细胞数仅轻度减少，与对照组相比，OD 值差异无统计学意义（$P>0.05$，如图 2-3 所示）。因此，不同浓度的 As_2O_3 能够有效地抑制 $HepG_2$ 细胞的活力，且呈一定的浓度依赖性，即：高浓度（4μmol/L 和 5μmol/L）的 As_2O_3 暴露对 $HepG_2$ 细胞活力抑制显著，而低浓度时（3μmol/L 及以下），细胞活力下降不明显。

将 As_2O_3 的浓度固定为 2μmol/L 时，作用时间分别为 6h、12h、24h、36h 和 48h，对照组中培养液不加 As_2O_3。作用时间结束后，行 MTT 检测各组细胞的增殖活力。结果显示，36h 组和 48h 组活细胞数下降显著，与对照组相比，OD 值差异具有统计学意义（$P<0.05$ 和 $P<0.01$，如图 2-4 所示），而 6h、12h 和 24h 组活细胞数仅轻度下降，与对照组相

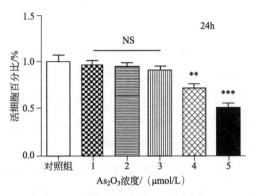

图 2-3　不同浓度的 As_2O_3 作用 24h 后
对 $HepG_2$ 细胞活力的影响

比，OD 值无统计学差异（$P > 0.05$，如图 2-4 所示），即：As_2O_3 对 $HepG_2$ 细胞活力的影响呈一定的时间依赖性，$2\mu mol/L$ 的 As_2O_3 暴露时间大于等于 36h 时对 $HepG_2$ 细胞的活力抑制作用显著，而 24h 之内的 As_2O_3 暴露对 $HepG_2$ 细胞的活力影响不明显。

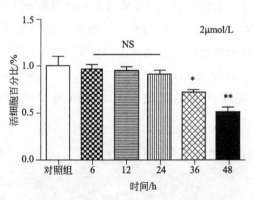

图 2-4　$2\mu mol/L$ As_2O_3 作用不同时间
对 $HepG_2$ 细胞活力的影响

(2) 三维培养条件下 As$_2$O$_3$ 对 HepG$_2$ 细胞形成的 VM 结构的影响

将 HepG$_2$ 细胞种植于铺有 BD 基质胶的 96 孔细胞培养板上，细胞培养箱内孵育 12h 后，镜下可见 HepG$_2$ 细胞形成典型的 VM 管道样结构。将旧培养液吸净并加入含有不同浓度 As$_2$O$_3$ 的新培养液，不加 As$_2$O$_3$ 的组为对照组，孵育 24h 后，倒置显微镜下观察。结果如图 2-5（a）所示，随着 As$_2$O$_3$ 浓度的增加，VM 管道结构的管壁逐渐变薄，数目减少，当浓度达到 5μmol/L 时，VM 管道样结构完全被破坏，培养基上仅残存零星的肿瘤细胞；2μmol/L、3μmol/L、4μmol/L 和 5μmol/L 组的 VM 数目显著下降，与对照组相比，VM 数目/OD 值差异具有统计学意义 [$P<0.05$、$P<0.01$、$P<0.001$ 和 $P<0.001$，如图 2-5（b）所示]，而 1μmol/L 组 VM 管道数目下降不明显，与对照组相比，VM 数目/OD 值差异无统计学意义 [$P>0.05$，如图 2-5（b）所示]。因此，As$_2$O$_3$ 对 VM 管道结构的抑制呈一定的浓度依赖性，浓度越高，对 VM 的抑制越明显。本研究中采用 VM 管道的数目与 MTT 检测所得的 OD 比值作为组间比较的标准，消除了因细胞活力下降对 VM 数目减少的影响，因此，As$_2$O$_3$ 对 VM 结构的抑制不依赖于细胞数目的减少，在低浓度（2μmol/L 和 3μmol/L）细胞活力下降不明显的情况下，即可出现 VM 结构的显著抑制。

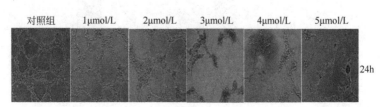

（a）

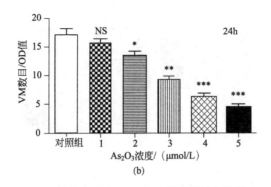

(b)

图 2-5　体外实验中 As_2O_3 对管道样结构的影响

（a）不同浓度的 As_2O_3 作用于基质胶上 VM 管道结构 24h；

（b）不同浓度的 As_2O_3 作用 24h VM 数目/OD 值组间比较

将 96 孔板基质胶上已经形成的 VM 管状结构中加入 $2\mu mol/L$ As_2O_3 作用不同的时间，结果如图 2-6（a）所示，VM 管道结构的管壁逐渐变薄，数目减少，当作用时间达到 48h 时，网状结构完全被破坏，培养基上仅残留条索样细胞排列，12h、24h、36h 和 48h 组的 VM 数目/OD 值显著下降，与对照组相比，具有统计学意义（$P<0.05$、$P<0.01$、$P<0.01$ 和 $P<0.001$），而 6h 组 VM 数目/OD 值下降不明显，与对照组相比无统计学差异［如图 2-6（b）所示，$P>0.05$］。因此，$2\mu mol/L$ As_2O_3 对 VM 管道结构的抑制呈一定的时间依赖性，结合 MTT 实验可知，这种抑制不受细胞活力影响，

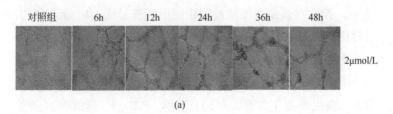

(a)

图 2-6

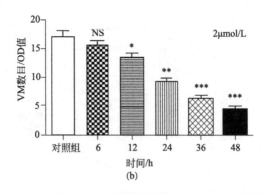

图 2-6　2μmol/L As$_2$O$_3$ 不同作用时间对 HepG$_2$ 细胞形成的

管道样结构的影响

（a）2μmol/L As$_2$O$_3$ 作用不同时间后对 VM 管状结构的影响；

（b）2μmol/L As$_2$O$_3$ 作用不同时间后 VM 数目/OD 值组间比较

且在短时间暴露（24h 之内）细胞活力下降不明显的情况下，即可出现 VM 结构的显著抑制。

（3）低剂量的 As$_2$O$_3$（2mg/kg）可有效抑制 HepG$_2$ 细胞裸鼠皮下移植瘤中 VM 的形成而无明显的细胞凋亡

在过去的文献报道中，高剂量（大于 2.5mg/kg）的 As$_2$O$_3$ 通过诱导细胞凋亡或抗血管生成抑制实验动物体内移植瘤的生长。本研究中，采用低剂量 2mg/kg 腹腔注射，观察 As$_2$O$_3$ 对 HepG$_2$ 细胞在皮下移植瘤中形成 VM 的作用。PAS、CD105 双重染色并在倒置显微镜下观察。结果显示，HepG$_2$ 细胞在裸鼠皮下移植瘤组织中能够形成 VM 管道结构，且对照组中 HepG$_2$ 细胞围成的 VM 管状结构在 10 个标本组织切片中均可见 [如图 2-7(a) 所示，×200]，而且多见于肿瘤组织的边缘部分，而 2mg/kg As$_2$O$_3$ 组中肿瘤细胞受到抑制，细胞形态发生改变 [如图 2-7(b) 所示，×200]，形成 VM 管道样结构的能力明显减低，仅有 4 个标本切片中隐约可见。

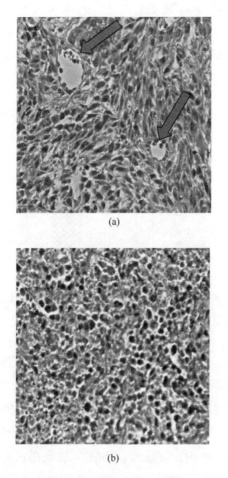

(a)

(b)

图 2-7　HepG₂ 细胞裸鼠皮下移植瘤组织切片

PAS/CD105 双重染色（×200）

（a）对照组皮下移植瘤 PAS/CD105 染色；（b）As₂O₃ 组 PAS 染色

HepG₂ 细胞裸鼠皮下移植瘤组织切片行 PAS/CD105 双重染色后，倒置显微镜下观察 VM 管道的结构及数目，计算裸鼠体内皮下移植瘤组织中高倍镜下 VM 管道数目的平均值。

2mg/kg As$_2$O$_3$ 组 VM 数目为（1.0±0.95）/HP，对照组 VM 数目为（3.56±1.81）/HP，2mg/kg As$_2$O$_3$ 组中每高倍镜下 VM 管道数目显著减少，与对照组相比，差异具有统计学意义（$P<0.01$，如图 2-8 所示）。

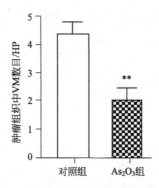

图 2-8 对照组与 As$_2$O$_3$ 组皮下移植瘤组织
切片中 VM 数目的比较

（4）2mg/kg As$_2$O$_3$ 对 HepG$_2$ 细胞裸鼠皮下移植瘤中的微血流的影响

对照组与 2mg/kg As$_2$O$_3$ 组裸鼠在隔天腹腔注射 30 天后，行超声检查，观察皮下移植瘤的二维图像及血流情况，并采用超声新技术彩色微血流成像（cSMI）检测裸鼠皮下移植瘤中类血管结构 VM 的血液供应情况。结果如图 2-9(a) 所示，对照组皮下移植瘤内血流分布特点以中量及丰富血流为主，具有 3 个以上的点状或 1 条以上的重要血管，多为中心及穿支血流，而 As$_2$O$_3$ 组皮下移植瘤内血流分布特点为无血流或仅以 1～2 个点状、细棒状血流为主，且多为周边血流。计算 SMI 积分行组间比较，As$_2$O$_3$ 组 SMI 积分为 2.6±0.49，对照组 SMI 积分为 0.8±0.63，两组相比，SMI 积分差异具有统计学

意义 [$P < 0.001$，如图 2-9(b) 所示]。

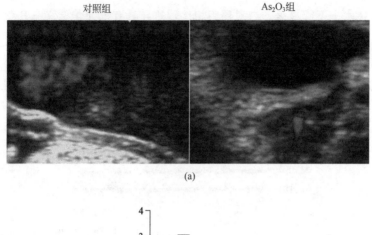

图 2-9 HepG$_2$ 细胞裸鼠皮下移植瘤彩色 SMI 显像

(a) 对照组与 As$_2$O$_3$ 组彩色 SMI 图像特点；

(b) 对照组与 As$_2$O$_3$ 组 cSMI 显像积分组间比较

2.3.4.3 As$_2$O$_3$ 抑制 VM 形成的内在机制

(1) 低剂量、短时间的 As$_2$O$_3$ 能抑制 VM 相关蛋白的表达而不引起凋亡蛋白的增加：As$_2$O$_3$ 下调 HepG$_2$ 细胞中 VM 相关蛋白 VE-cadherin、MMP-2 和 MMP-9 的表达，且呈一定的浓度和时间依赖性抑制。

含有 1μmol/L、2μmol/L、3μmol/L、4μmol/L 和 5μmol/L As$_2$O$_3$ 的细胞培养液孵育 HepG$_2$ 细胞 24h 后，MMP-2、

MMP-9 表达逐渐下降，呈一定的浓度依赖性，其中，2μmol/L、3μmol/L、4μmol/L 和 5μmol/L 组 MMP-2、MMP-9 蛋白表达水平下降显著，与对照组相比，差异具有统计学意义（$P<0.05$，如图 2-10 所示）；而 1μmol/L 作用 24h 后，MMP-2 和 MMP-9 的表达下降均不明显，与对照组相比，差异无统计学意义（$P>0.05$，如图 2-10 所示）。

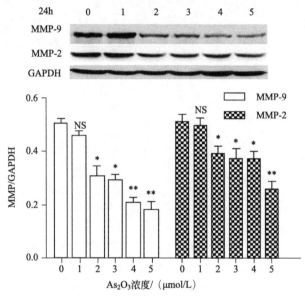

图 2-10 体外不同浓度的 As_2O_3 作用 24h 后对 $HepG_2$ 细胞表达 MMP-2 和 MMP-9 的影响

以 2μmol/L As_2O_3 作用不同时间后，MMP-2、MMP-9 表达逐渐下降，呈一定时间依赖性抑制，其中，MMP-9 在 12h、24h、36h 表达下降显著，与对照组相比，差异具有统计学意义（$P<0.05$，如图 2-11 所示），MMP-2 在 24h、36h 表达下降显著，与对照组相比具有统计学意义（$P<$

0.05，如图 2-11 所示），而在作用 12h 后，MMP-2 的下降并不明显，与对照组相比无统计学差异（$P > 0.05$，如图 2-11 所示）。

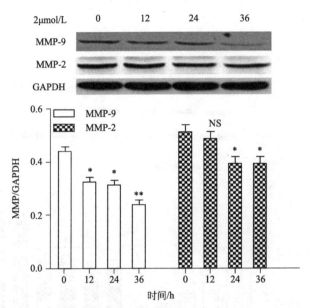

图 2-11　WB 检测 HepG$_2$ 细胞体外培养条件下 $2\mu mol/L$
As$_2$O$_3$ 对 MMP-2 和 MMP-9 表达的影响

用含 $1\mu mol/L$、$2\mu mol/L$、$3\mu mol/L$、$4\mu mol/L$ 和 $5\mu mol/L$ As$_2$O$_3$ 的细胞培养液孵育 HepG$_2$ 细胞 24h 后，VE-cadherin 表达逐渐下降，呈一定的浓度依赖性减少，其中，$2\mu mol/L$、$3\mu mol/L$、$4\mu mol/L$ 和 $5\mu mol/L$ 组 VE-cadherin 蛋白表达量下降显著，与对照组相比，差异具有统计学意义（$P < 0.05$、$P < 0.05$、$P < 0.01$ 及 $P < 0.001$，如图 2-12 所示），$1\mu mol/L$ 组 VE-cadherin 的表达下降不明显，与对照组相比，差异无统计学意义（$P > 0.05$，如图 2-12 所示）；而 Bax/Bcl-2 比值仅

在 $4\mu mol/L$ 和 $5\mu mol/L$ 组上升显著，与对照组相比，差异具有统计学意义（$P<0.05$ 和 $P<0.01$，如图 2-12 所示），$2\mu mol/L$ 和 $3\mu mol/L$ 组只轻度上升，与对照组相比，差异无统计学意义（$P>0.05$，如图 2-12 所示）。

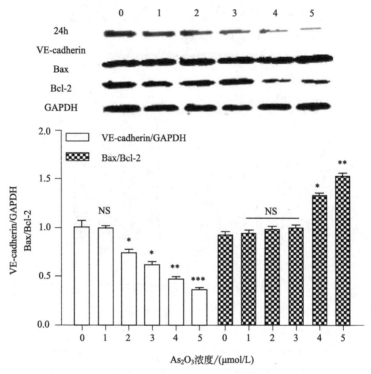

图 2-12　WB 检测不同浓度 As_2O_3 作用 24h 后对 $HepG_2$ 细胞中 VE-cadherin 及 Bax/Bcl-2 的影响

含 $2\mu mol/L$ As_2O_3 的细胞培养液培养 $HepG_2$ 细胞 0h、12h、24h 和 36h 后，VE-cadherin 的表达逐渐下降，呈一定的时间依赖性减少，且 12h、24h、36h 组中 VE-cadherin 的表达下降均显著，与对照组相比，差异均具有统计学意义（$P<$

0.05，如图 2-13 所示），然而，凋亡蛋白和抗凋亡蛋白的比值 Bax/Bcl-2 仅在 36h 组上升显著，与对照组相比，差异具有统计学意义（$P<0.05$，如图 2-13 所示），12h 和 24h 时仅轻度上升，与对照组相比，差异无统计学意义（$P>0.05$，如图 2-13 所示）。

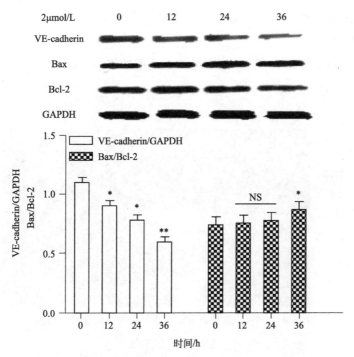

图 2-13　WB 检测 $2\mu mol/L$ As_2O_3 对 $HepG_2$ 细胞中 VE-cadherin 及 Bax/Bcl-2 的影响

上述结果表明，As_2O_3 能够下调 $HepG_2$ 细胞中 VM 相关蛋白 MMP-2、MMP-9 和 VE-cadherin 的表达，且呈一定的浓度和时间依赖性抑制；低剂量、短时间的 As_2O_3 能抑制 VM 相关蛋白的表达而不引起凋亡蛋白的增加。

（2）低剂量的 As_2O_3 （2mg/kg）抑制裸鼠皮下移植瘤内 VE-cadherin、MMP-2 和 MMP-9 的表达，不依赖于细胞凋亡。

$HepG_2$ 细胞裸鼠皮下移植瘤制成蜡块、切片并行 VE-cadherin、MMP-2 和 MMP-9 免疫组织化学染色。染色结果显示，对照组中 VM 相关蛋白 VE-cadherin、MMP-2 和 MMP-9 的染色程度较深，呈深棕色或者黄色，而 As_2O_3 组染色程度浅，呈浅黄色或染色不明显；另外，对照组切片中阳性细胞的比例较高，而 As_2O_3 组阳性细胞的比例较少（如图 2-14 所示）。

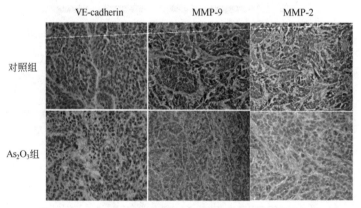

图 2-14　$HepG_2$ 细胞裸鼠皮下移植瘤内 VM 相关蛋白的
免疫组织化学染色

组间行染色指数 SI 比较，As_2O_3 组中 VE-cadherin、MMP-2 和 MMP-9 的 SI 值显著低于对照组，差异具有统计学意义（$P<0.05$，如图 2-15）。

（3）2mg/kg As_2O_3 可有效抑制 $HepG_2$ 细胞皮下移植瘤的生长，无明显不良反应。

动物实验中，2mg/kg As_2O_3 可以明显抑制裸鼠体内

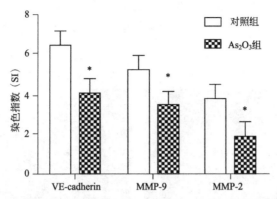

图 2-15　对照组和 2mg/kg As_2O_3 组 $HepG_2$ 细胞裸鼠皮下移植瘤内
VE-cadherin、MMP-2 和 MMP-9 染色指数 SI 组间比较

$HepG_2$ 细胞皮下移植瘤的生长。对照组中，皮下移植瘤体积较大，大体形态呈结节状，肿瘤表面可见粗大的滋养血管、走行迂曲，而 2mg/kg As_2O_3 组肿瘤体积较小，为单个圆形的小结节，肿瘤表面仅见细小的或未见明显血管走形 ［如图 2-16(a)、(b) 所示］。对照组中，裸鼠皮下移植瘤血供充足，肿瘤生长较快，而 2mg/kg As_2O_3 组肿瘤细胞受到抑制，生长极其缓慢，根据游标卡尺测量的肿瘤大小绘制肿瘤生长曲线 ［如图 2-16(c) 所示］，2mg/kg As_2O_3 组肿瘤体积增长受到抑制，生长曲线增长缓慢，而对照组肿瘤体积增长较快，生长曲线较为陡直。根据游标卡尺最后一次测量的肿瘤大小计算肿瘤的体积，2mg/kg As_2O_3 组肿瘤体积为 (191.2 ± 64.0) mm^3，对照组为 (607.8 ± 181.7) mm^3，As_2O_3 组的肿瘤体积显著低于对照组，两者相比较具有统计学差异 ［$P < 0.05$，如图 2-16(d) 所示］，2mg/kg As_2O_3 的抑瘤率为 43%。

　　在整个实验过程中，实验鼠未出现死亡，2mg/kg As_2O_3

组裸鼠活动、进食水略少，无脱毛及精神萎靡状态，测量体重并与对照组相比较，差异无统计学意义（$P>0.05$，如图 2-17 所示）。

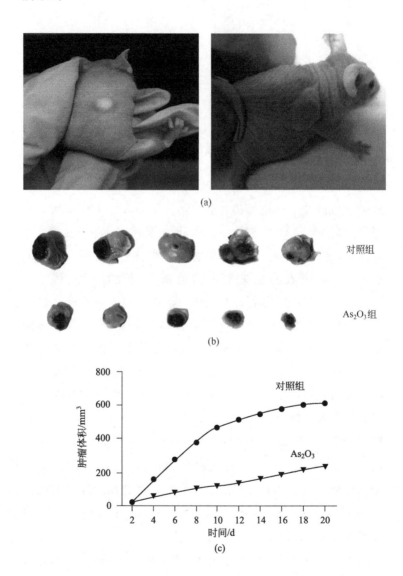

(a)

(b)

(c)

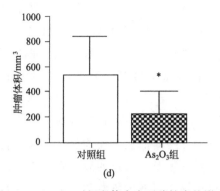

图 2-16 As$_2$O$_3$ 对裸鼠体内皮下移植瘤的影响

(a)、(b) 对照组与 2mg/kg As$_2$O$_3$ 组皮下移植瘤的大小；(c) 对照组与 2mg/kg As$_2$O$_3$ 组的肿瘤生长曲线；(d) 对照组与 2mg/kg As$_2$O$_3$ 组皮下移植瘤的体积组间比较

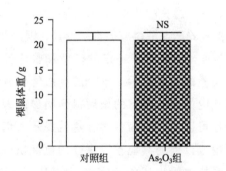

图 2-17 对照组与 2mg/kg As$_2$O$_3$ 组裸鼠体重比较

2.3.5 肝癌治疗目前存在的挑战及三氧化二砷治疗肝癌的机制探讨

(1) 肝癌的治疗存在挑战

肝癌是世界范围内最常见、治疗最具挑战性的肝脏恶性肿瘤[134]，年发病率高，男性多发，是癌相关死亡的第四大

病因。目前，外科手术局部肝叶切除和肝移植是治疗肝癌的有效方法，然而大部分病例明确诊断时已属进展期，失去了手术治疗的最佳时机，且术后转移和复发的概率很高；药物治疗效果有限且疗效不理想，另外，肿瘤细胞极易发生耐药，进一步增加了治疗的难度，最终导致患者的预后极差[135]。充分的血液供应和营养供给是肝癌复发和转移的主要原因。然而，肝肿瘤的血供模式非常复杂，使得抗血管生成治疗的效果并不满意。大量的研究致力于发现影响肝癌预后的因子，但转移和复发的机制仍不清楚。因此，发现能够预测肝癌预后的分子标志物，实现早期诊断和治疗的最佳策略势在必行。

恶性肿瘤细胞必须获得足够的血液供应以实现生长、增殖及转移的潜能。在过去的几十年中，人们一直认为血管生成是肿瘤细胞获得营养和血液供应的唯一方式，因此曾一度成为抗肿瘤治疗的热点，并获得了一定的疗效和临床受益，但临床经验和细胞实验的结果显示，单一的抗血管生成治疗并没有使包括肝癌在内的实体肿瘤的预后得到明显改善，而且过度的抗血管治疗可以促进肿瘤转移。这就提示人们，肿瘤细胞存在除血管生成以外的其他赖以生存的血液供应方式，而这种血供方式对抗血管生成的药物极度耐药。VM 的发现揭示了抗血管生成治疗失败的原因。VM 是由肿瘤细胞自身形变而围成的类血管结构，是一种富含细胞外基质、无内皮细胞参与的新的血供方式。作为一种独特的血液供应方式，VM 可能取代血管生成为肿瘤生长提供氧气和营养物质。VM 是肿瘤生长早期的主要血供来源，主要存在于肿瘤组织中血管密度低的区域，代替血管结构为肿瘤组织提供养分，VM 代表着肿瘤细胞自身的血液灌注的形成。与 VM 阴性的患者相比，VM 阳性的患者出现血行转移和远处脏器复发的风险更高。这一结果出现的原因就在于 VM 管道结构的特殊性，即：围成 VM 管道的肿瘤细胞能够直接暴露于血流，且 VM 与宿主血管之间存在生理连接，使得肿瘤细胞更加容易脱落并通过血液循环发生远处转移。以往的研究结果还指出，VM 可以单独或与血管生成同时为肿瘤的灌注和扩散提供便利[136]。越来越多的研究报道显示，VM 的存在与肿瘤的分级、侵袭和转移以及差的临床预后密切相关[137]，而针对内皮细胞的抗血管生成治疗对 VM 管道结构几乎没有抑制作用[36]。因此，以 VM 为靶点的抗癌治疗应当成为今后抗肿瘤研究的新课题。

以往的研究结果对于 $HepG_2$ 细胞是否能够形成 VM 结构存在争议[138,139]。在本研究中，三维细胞培养的结果显示 $HepG_2$ 细胞能够在基质胶上形成典型的管道样结构，与赵静等的研究结果相一致[130]。动物模型实验结果显示，$HepG_2$ 细胞皮下移植瘤的组织切片中能够观察到 VM 管道结构，尤其是在肿瘤组织的边缘部分，并且在 VM 管道结构的周围并无坏死或炎症细胞出现，而管道结构中央红细胞的出现更加验证了 VM 结构的存在，这与先前报道的肝癌组织切片中存在 VM 的结论是一致的[55,140]。

（2）VM 相关的分子机制及 As_2O_3 的抑制作用

自从 VM 发现以来，很多研究致力于其潜在的分子机制。影响 VM 形成的因素有很多，其中 ECM 降解是肿瘤形成过程中的关键步骤，也是 VM 管道结构形成的重要因素，能够促进恶性肿瘤细胞的进展和扩散[93]。MMPs 能够将 ECM 中的 $Ln5\gamma2$ 直接降解为能够破坏 ECM 的小分子片段 $\gamma2'$ 和 $\gamma2x$，进而重塑 ECM，促进 VM 形成和肿瘤进展[140,141]。在所有的 MMPs 家族成员中，MMP-2 和 MMP-9 是直接参与 ECM 重塑和降解的Ⅳ型胶原酶，是诱导 VM 形成的关键因子。研究表明，MMP-2 与癌细胞的淋巴结转移密切相关[142~145]，并且与肝癌的复发呈高度正相关[146]。MMP-2 和 MMP-9 在肝癌、胃肠癌、直肠癌、肺癌及乳腺癌中的过度表达，促进肿瘤生长并增加细胞转移的潜能[147]。MMP-2/9 已经被认为是非常重要的致癌基因，能够提高包括肝癌在内的多种肿瘤细胞的转移潜能[148]。因此，降低 MMP-2/9 的表达对于抑制 VM 形成和肿瘤进展至关重要。

本研究的体内及体外实验均表明，HepG$_2$ 细胞中均存在 MMP-2 和 MMP-9 表达。因此，作为 VM 形成过程中的最后关键调节因子，MMP-2 和 MMP-9 可以作为抑制肝癌的靶分子。此外，VE-cadherin 是 VM 的标志蛋白，VE-cadherin 的表达是肿瘤细胞形成 VM 能力的反映。本实验的研究结果显示，As$_2$O$_3$ 能够在体外三维细胞培养及实验动物体内明显减低 VE-cadherin、MMP-2 和 MMP-9 的表达。在体外实验中，经 As$_2$O$_3$ 处理过的 HepG$_2$ 细胞，其 VE-cadherin 的表达随着 As$_2$O$_3$ 浓度增加和暴露时间的延长逐渐下降，VM 管道结构的数目也随之下降，抑制效果呈一定的浓度和时间依赖性。另外，MMP-2 和 MMP-9 蛋白的表达随着 As$_2$O$_3$ 浓度增加和作用时间延长而逐渐下降，与对照组相比，差异均具有统计学意义，即 As$_2$O$_3$ 以浓度和时间依赖的方式下调 VM 相关蛋白的表达。凋亡蛋白 Bax 和抗凋亡蛋白 Bcl-2 是决定细胞命运的两个重要的调节蛋白，二者比值上调，则细胞出现程序性死亡；反之，细胞凋亡不出现。在本研究中，当固定 As$_2$O$_3$ 暴露时间为 24h 时，只有浓度达到 $4\mu mol/L$ 和 $5\mu mol/L$ 时，Bax/Bcl-2 的比值才出现显著增加；而当 As$_2$O$_3$ 浓度为 $2\mu mol/L$ 和 $3\mu mol/L$ 时，Bax/Bcl-2 的比值增加并不明显，然而，此时 VE-cadherin、MMP-2 和 MMP-9 蛋白水平已经出现具有统计学意义的显著下降。当固定

As_2O_3 浓度为 $2\mu mol/L$ 时，只有暴露时间达到 36h 时，Bax/
Bcl-2 比值才出现明显增高，而 VE-cadherin 和 MMP-9 的表
达在作用时间为 12h 时即出现了显著抑制。这些结果表明，
在低浓度和时间短于 24h 的 As_2O_3 暴露即可引起 VM 数目
减少及 VM 相关蛋白表达下降，而不引起明显的细胞数目的
减少和凋亡蛋白与抗凋亡蛋白比值增高。在动物实验中也得
到了相同的结论，As_2O_3 组裸鼠皮下移植瘤中 MMP-2 和
MMP-9 的表达显著下降，与对照组相比，差异具有统计学
意义；此外，As_2O_3 组 VE-cadherin 的表达明显低于对照组，
同时，VM 管道结构的数目亦明显低于对照组，且与对照组
相比，差异均具有统计学意义。倒置显微镜下观察 As_2O_3 组
$HepG_2$ 细胞皮下移植瘤中的细胞形态，虽有一定改变，但未
出现坏死及凋亡的细胞。这些结果告诉人们，在低浓度、短
时间暴露时，As_2O_3 即可显著减少 VM 管道结构的数目，并
且这种抑制是在蛋白分子水平实现的，而非依赖于细胞
凋亡。

　　超声微血管成像技术又称为魔镜显像，是近几年新研发的
超声血流显像新技术，能够显示低速血流多普勒信号，而同周
围组织运动产生的多普勒信号加以区分，分为彩色魔镜成像
（cSMI）和单色魔镜成像（mSMI）两种成像模式。魔镜成像
与以往的彩色多普勒成像技术不同，它具有血流检出率高、
形态学显示清晰及受操作者主观影响小等血管成像优势，目
前已经应用于临床甲状腺及乳腺等浅表组织的血流成像检
查。本研究中利用这一新技术的特点，采用 cSMI 检测裸鼠
皮下移植瘤中类血管结构 VM 的血流。检查结果显示，
As_2O_3 组肿瘤内部血流呈边缘的星点样、细线样血流特点，
而对照组则为粗大、丰富的穿支血流及主干血流，As_2O_3 组
的微血管数目及血流量明显少于对照组，与 VM 数目减少相

一致，进一步验证了 As_2O_3 可减少皮下肿瘤组织中 VM 的形成。

（3）本研究的意义及局限性

目前的文献报道中，抗 VM 的药物及措施主要包括烟碱、姜黄素、沙利度胺、染料木黄酮及基因敲除，虽然在一定程度上抑制了 VM 形成，但仅局限于动物和细胞实验研究阶段，尚未成功地应用于临床，VM 阳性患者的 5 年无病生存率依然很低，目前仍没有能够有效抑制 VM 结构的药物及手段。以VM 为靶点的抗肿瘤治疗任重而道远。As_2O_3 作为一个传统的中药，是一种有效的抗癌药物，已经被成功地用于 APL 的治疗，并且对其他的实体肿瘤有一定的抑制作用。As_2O_3 是否能够抑制 VM 结构尚未见文献报道，本研究的创新之处在于研究 As_2O_3 对 $HepG_2$ 细胞形成 VM 的影响。研究结果表明，As_2O_3 通过下调 VM 相关蛋白 VE-cadherin、MMP-2 和MMP-9 的表达，在体内、体外抑制肝癌细胞系 $HepG_2$ 细胞形成 VM 结构，与对照组相比，用 As_2O_3 处理过的 $HepG_2$ 细胞在体内及体外形成 VM 管道结构的能力均显著下降。另外，本研究首次将超声检查的新技术 cSMI 用于检测动物皮下移植瘤中 VM 结构的血流特点，并与病理染色相对比，清晰准确地评价 $HepG_2$ 细胞围成 VM 管道结构中的微血流，并有效验证了 As_2O_3 对 $HepG_2$ 细胞形成 VM 的抑制作用，这也是本研究的创新之一。然而，作为一种剧毒物质，As_2O_3 的治疗窗很窄，因此找到合适的浓度对于临床患者至关重要。刘冰等报道低剂量的 As_2O_3 能够促进 HCC 细胞在裸鼠模型中的生长，而高剂量（大于 3mg/kg）的 As_2O_3 能够引起严重的不良反应进而导致实验动物死亡[149]。先前的药代动力学研究表明，砷剂稳定的血浆浓度为 $0.5\sim2\mu mol/L$[150]，因此，本研究中动物实验采用 As_2O_3 腹腔注射 2mg/kg，低于引起毒副反应的剂量，细胞实验中能够抑制 VM 形成的 As_2O_3 浓度为 $2\mu mol/L$ 也是合理的。本研究首次报道了 As_2O_3 能够在分子水平和细胞水平抑制 VM 管道的形成，尤其是低剂量的 As_2O_3 能够在分子水平破坏和抑制 $HepG_2$ 细胞 VM 管道结构的形成而不诱导细胞凋亡。因此，As_2O_3 可以作为一种靶向性的药物治疗肝癌患者，是 VM 阳性患者的候选抗癌药物。

本研究仍存在局限。首先，VM 的形成是一个非常复杂的过程，涉及许多分子和微环境的参与，抑制 MMPs 的表达只是从一个方面破坏 VM 的形成，是否会引起肿瘤细胞重新塑性而增加肿瘤耐药尚未可知，因此，仍需大量的临床试验来进一步证实 As_2O_3 在人体内抗 VM 的有效性，针对 VM 治疗仍需进一步的实验研究及临床前期试验来探索。

2.4　三氧化二砷用于肝癌治疗的前景和展望

针对晚期 HCC 经典的方法是全身系统化学药物治疗，然而，HCC 易对多数化疗药物发生药物抵抗。临床数据表明，与安慰剂相比较，治疗晚期 HCC 的经典药物索拉非尼仅能延长患者 3 个月的生存期。HCC 药物抵抗的机制非常复杂，可能是两方面的原因：首先是肿瘤细胞的药物传递受阻，主要是由于 ATP 结合子如 P-gp 过度表达；其次是药物敏感性受到肿瘤细胞不同改变的影响，包括 DNA 修复增加、凋亡减少及药物代谢改变。

As_2O_3 治疗肝癌疗效确切，然而 As_2O_3 本身的致癌性以及高浓度产生的细胞毒性，使其在抗 HCC 治疗的应用受到很大的限制。原因有三个：①As_2O_3取得实体肿瘤效应的剂量远大于血液系统恶性肿瘤；②高剂量的As_2O_3会引起肝、心、肾毒性，甚至猝死；③剂量依赖性的毒性导致的内在性抗药的产生是As_2O_3治疗肝癌失败的主要原因，也是遗传毒性产生的主要原因。因此，如何发挥As_2O_3的最佳治疗效果而使其毒性反应达到最低，是当前As_2O_3抗肝癌研究的热点，也是未来As_2O_3临床应用的关键。

为了改变这一现状，人们开发出了联合治疗并广泛应用于癌症治疗。然而，传统的联合治疗方案由于不同药物分子的药代动力学、生物分布及跨膜转运特点受到了限制，并且传统的联合治疗可能会导致协同副作用，这些都限制了联合治疗的效果。因此，开发联合治疗肝癌的新策略至关重要。纳米科学技术的迅速发展为提高化疗疗效、降低化疗毒性提供了可能的途径[151]。纳米颗粒在肿瘤组织中特异的高渗透性和保留力，以及它们的结构特性（单分散性、均匀性、表面修饰、可调大小等），使其能够在肿瘤组织中产生聚集。这些优良的特性为As_2O_3的抗肿瘤作用奠定了基础。有研究者指出，以纳米氧化锆材料作为As_2O_3的载体，对其进行重组成为微泡，增强As_2O_3的抗癌活性，研究结果表明通过纳米氧化锆微泡传送系统，可以使得As_2O_3实现局部精准控制释放，形成线粒体靶向控释系统，提高肝细胞癌的治疗效果[152]，且安全、无毒。

体外研究表明，与目前的治疗手段相比，纳米颗粒结合的As_2O_3能够促进 HCC 细胞系 MHCC97L 和 Hep3b 细胞的凋亡，显著降低细胞增殖、移行和侵袭。与纳米颗粒结合的As_2O_3抑制 HCC 细胞生长和转移效率分别高于单独 As_2O_3治疗的 2.2 倍和 3.5 倍。纳米颗粒黏附 As_2O_3 复合物能够通过 SHP-1/JAK2/STAT3 信号通路在体内外有效地抑制 HCC

干细胞标志物（CD133、Sox-2 和 Oct-4）及 EMT 标志物（E-cadherin、Vimentin 和 Slug）的表达[153]。另外，纳米颗粒负载的 As_2O_3 可以有效破坏细胞的微丝、微管，杀伤循环肿瘤细胞，从而抑制肝细胞癌的生长和转移[154]。

　　这些科研结果振奋人心，相信在不久的将来，As_2O_3 在 HCC 的治疗中将取得突破性进展。

第3章
肝癌的预防

减少 HCC 发生主要有四个方面的措施：①阻止 HBV 和 HCV 感染；②治疗慢性乙型、丙型肝炎和肝脏疾病；③减少饮食和代谢危险因素；④提高肝癌检出、诊断和治疗效率。这些措施应当有机结合形成一项有组织和有计划的预防构架方案，才能有效抑制肝癌病例的增加，即包括普及乙肝疫苗接种、抗病毒治疗控制慢性病毒性肝炎、减少食物和环境危险因素在内的一级预防，通过检测手段早期检出 HCC 的二级预防，在不同的医疗资源环境中获得最适当治疗的三级预防。

3.1 预防慢性乙型肝炎和丙型肝炎病毒传播

肝癌的一级预防主要是阻断肝炎病毒的传播。从全球角度看，有多种方法可以预防肝癌的发生。其中一级预防非常重要，可能这也是唯一现实和可持续的方法，即减少病毒性肝炎的流行和降低病毒性肝炎及肝癌管理资源匮乏区域 HCC 的发生率。在 HBV 高发地区，接种乙型肝炎疫苗是降低 HCC 发病率的有效方法之一。HBV 主要通过感染的血液传播，通常是垂直传播（即感染的母亲在子宫内和生产过程中传播给胎儿）和家庭成员的水平传播。中国台湾的一项以人群为基础的研究表明，HBV 未接种疫苗人群发生 HCC 的概率是接种人群的 4 倍。研究使用了台湾两个 HCC 登记系统的数据，研究对象为 1983~2011 年间被诊断为 HCC 的 6~26 岁患者。在 1509 名患者中，1343 名出生在乙肝疫苗接种计划开始之前，166 名出生在计划开始之后。6~9 岁、10~14 岁、15~19 岁和 20~26 岁 HCC 的相对风险分别为 0.26（95％ CI 0.17~0.40）、0.34（95％ CI 0.25~0.48）、0.37（95％ CI 0.25~0.51）和 0.42（95％ CI 0.32~0.56）。有证据表明，对妊娠晚期乙肝病毒载量高的孕妇进行抗病毒治疗，可降低母婴传播的风险[155]。目前还没有预防丙型肝炎病毒的疫苗。通过筛选输血前的血液制品、一次性针头和其他辅助用品的使用、外科手术消毒和牙科器械是减少医源性肝炎病毒（主要是 HBV 和 HCV）传播的根本措施。使用强效抗病毒治疗药物抑制或清除肝炎病毒，可使受感染者发生 HCC 的风险降低 50％~80％[156,157]。到 2030 年在世界范围内消灭慢性病毒性肝炎战略的实施，将大大减轻 HCC 的发病率。

3.2　保持健康的生活方式

保持健康的生活方式、避免 HCC 的危险因素是预防 HCC 的一项有效策略。

饮酒与肝炎之间存在交互作用，饮酒与肝癌风险之间存在显著剂量相关性。因此，应当避免摄入过多酒精，饮酒者的饮酒量应<12g/d；酗酒者应戒酒。

吸烟也是公认的 HCC 危险因素。美国 14 个前瞻性研究的汇总数据表明，戒烟 30 年以上的人群患 HCC 的概率与从不吸烟的人是相同的（HR1.09，95％ CI 0.74～1.61），这一结果表明戒烟能够减少 HCC 发生的风险。因此，吸烟者应戒烟，具体措施包括心理辅导、尼古丁替代疗法、口服戒烟药物等；不吸烟者应避免被动吸烟；在人群中推行综合性控烟措施，提高民众对烟草危险性的认知。

减少饮食中黄曲霉毒素的暴露对于避免 HCC 的发生非常重要。

越来越多的证据表明，健康的饮食和规律的体育活动有助于降低 HCC 发生的风险[158～161]。研究表明，富含水果的饮食可降低 HCC 风险，而低蔬菜摄入可增加原发性肝癌的发病可能性[162]。坚持地中海饮食（即以蔬菜水果、鱼类、五谷杂粮、豆类和橄榄油为主的饮食风格），可以使 HCC 的发病率降低50％[163]，因此，提倡以蔬菜为基础的膳食模式，多食用新鲜蔬菜、水果，适量补充芹菜、蘑菇类、葱属类蔬菜、豆类及豆制品等单个食物或食物组，以及膳食来源或补充剂来源的维生素。因此，除了要保持健康体重，超重肥胖者应通过良好饮食习惯、增加身体运动等措施减轻体重，另外，有肝癌发病风险者应定期检测血糖，糖尿病患者应通过合理服药、控制饮食、加强体育锻炼等方式严格控制血糖水平。

多项研究表明，咖啡、他汀类药物、二甲双胍和阿司匹林能够延缓 HCC 的进展[164～166]。

恶性肿瘤的一级预防又称病因学预防，是针对已知的病因或危险因素采取有效和适宜的干预措施，达到阻断或降低恶性肿瘤发生的目的。实施肝癌病因的一级预防措施是降低我国肝癌疾病负担的重要途径，包括乙型肝炎疫苗接种、清除病原体感染、避免致癌物质暴露，以及改变高危致癌风险相关的生活方式等。

3.3　定期监测

　　HCC 监测是一种二级预防策略，通过早期肿瘤发现和适当的早期治疗来减少 HCC 的发生。定期监测是减少 HCC 发生的二级预防措施，包括早期肿瘤检测和适当的早期治疗。对于有慢性肝纤维化和 HBV 病毒感染的高危患者应当常规进行 HCC 监测。尤其对于年龄大于 40 岁的男性 HBV 携带者、年龄大于 50 岁的女性 HBV 携带者和有 HCC 家族史的 HBV 携带者，更应引起注意。早期监测对于极早期和早期的 HCC 患者很有意义，有助于患者获得彻底治疗的机会，从而提高患者的总体生存率。标准的 HCC 监测手段是肝脏超声检查，最佳监测间隔为 6 个月。这是根据 HCC 的中位倍增时间（3~9 个月），研究发现 6 个月的间隔与 3 个月至 4 个月的间隔疗效相当，且优于 12 个月的监测间隔，得出的结论[167,168]。

　　在血液学检测方法中，血清 AFP 水平升高通常被用作肝脏超声检查的辅助手段，当血清中 AFP 水平高于 20ng/ml 诊断的特异性为 80%~90%。与单独的超声检查相比较，血清 AFP 水平联合超声检查提高了 HCC 监测的敏感性。单独的超声检查检测 HCC 的敏感性和特异性分别为 92% 和 74.2%，而血清 AFP 联合超声检查的敏感性和特异性分别为 99.2% 和 68.3%。其他血清相关的生物标志物还有 AFP-L3 和 DCP，也可以用作 HCC 的监测手段，尤其在日本应用比较多。另外，基于性别、年龄、AFP-L3 和 DCP 的 GALAD 评分系统，是一个较为准确的早期肝癌筛查模型，其监测效能优于超声检查。

3.4 HCC 管理的全球策略

迄今为止，只有婴幼儿 HBV 疫苗接种被列为结构化的全球计划，即在出生后 6～8 周应用多价疫苗对婴幼儿接种作为扩大免疫规划的一部分，尤其是在新生儿出生 24h 之内注射 HBV 疫苗，或者确定和治疗 HBe 阳性的孕妇，可以有效阻断 HBV 的母婴传播。除此之外，在高危人群中进行 HBV 和 HCV 筛查和慢性 HBV 和 HCV 感染人群的药物治疗，同样可减少 HCC 的发生率。

有效减少黄曲霉毒素暴露是一个多水平的行动计划，但是随着经济发展，资源匮乏区域的饮食多样化使得饮食暴露的危险被动减少。然而，经济增长和饮食的多样化带来的诸多改变同样导致肝癌发生率增加，西方化的高热量饮食和久坐的生活方式导致肥胖、代谢综合征和糖尿病患者数目激增。这些变化增加了 HBV 携带者和非携带者（包括新生儿时期接受过 HBV 疫苗者）发生 HCC 的危险因素。因此，遏制肝癌的流行需要全球化仔细和合理的管理，应将经济增长、农业和饮食结构改变、减少地方病（比如病毒性肝炎、肥胖及与生活方式相关的危险因素包括饮酒和抽烟）等多种因素考虑在内。

在大多数 HCC 流行国家和地区，由于经济资源有限，诊断、治疗和姑息治疗受到极大的限制。然而，肝癌和癌症的全球发展轨迹表明，筛查、早期发现和早期干预存在一个极好的机会窗口。科技密集型治疗，如肝移植或 TACE 治疗，在经济落后地区并不可实现。因此，应当实行最好的替代治疗。在过去几年中，激酶抑制剂和免疫节点抑制取得了积极的治疗效果，这一举措将促进 HCC 系统性治疗增加，节约治疗成本。

对于所有的这些干预，提高受累国家和地区的医疗水平和临床专业技能至关重要。

总之，HCC 是世界范围内很多地区癌相关死亡的主要原因，尤其在医疗和社会福利资源匮乏的亚非国家和地区。抑制和治疗肝炎病毒、减少黄曲霉毒素的饮食暴露是减少 HCC 发生的重要手段。HCC 监测有助于疾病早期发现，并提高总体生存率。因此，在高危患者中实施病毒性肝炎筛查、HCC 监测和肝癌有效治疗方案，对于改善目前肝癌患者的不良预后非常重要。

参考文献

［1］ Global Burden of Disease Cancer C，et al. Global，regional，and national cancer incidence，mortality，years of life lost，years lived with disability，and disability-adjusted life-years for 32 cancer groups，1990 to 2015： a systematic analysis for the global burden of disease study. JAMA Oncol，2017，3（4）：524-548.

［2］ Zeng H，Chen W，Zheng R，et al. Changing cancer survival in China during 2003-15： a pooled analysis of 17 population-based cancer registries ［J］. Lancet Glob Health，2018，6（5）：e555-e567.

［3］ Zobair M Younossi，Munkhzul Otgonsuren，Linda Henry，et al. Association of nonalcoholic fatty liver disease（NAFLD）with hepatocellular carcinoma （HCC）in the United States from 2004 to 2009. Hepatology，2015，62（6）：1723-1730.

［4］ Ju Dong Yang，Hager Ahmed Mohammed，William S Harmsen，et al. Recent trends in the epidemiology of hepatocellular carcinoma in Olmsted county，Minnesota： a US population-based study. J Clin Gastroenterol，2017，5（18）：742-748.

［5］ Balkwill F，Mantovani A. Inflammation and cancer： back to Virchow? Lancet，2001，357（9255），539-545.

［6］ Jiro Hirosumi，Gürol Tuncman，Lufen Chang，et al. A central role for JNK in obesity and insulin resistance. Nature，2002，420（6913），333-336.

［7］ Hui L，Zatloukal K，Scheuch H，et al. Proliferation of human HCC cells and chemically induced mouse liver cancers requires JNK1-dependent p21 down-regulation. J Clin Invest，2008，118（12）：3943-3953.

［8］ Ju Dong Yang，Hager Amed Mohamed，Jessica L Cvinar，et al. Diabetes mellitus heightens the risk of hepatocellular carcinoma except in patients with hepatitis cirrhosis. Am J Gastroenterol，2016，111（11）：1573-1580.

［9］ Welzel T M，Graubard B I，Zeuzem S，et al. Metabolic syndrome increases the risk of primary liver cancer in the UnitedStates： a study in the SEER-Medicare database. Hepatology，2011，54：463-471.

［10］ Carlo Saitta，Teresa Pollicino，Giovanni Raimondo. Obesity and liver cancer. Annals of Hepatology, 2019, (18): 810-815.

[11] Mathur A, Franco E S, Leone J P, et al. Obesity portends increased morbidity and earlier recurrence following livertransplantation for hepatocellular carcinoma. HPB, 2013, 15: 504-510.

[12] Siegel A B, Lim E A, Wang S, et al. Diabetes, body mass index, and outcomes in hepatocellular carcinoma patientsundergoing liver transplantation. Transplantation, 2012, 94: 539-543.

[13] Utsunomiya T, Okamoto M, Kameyama T, et al. Impact of obesity on the surgical outcome following repeat hepaticresection in Japanese patients with recurrent hepatocellular carcinoma. World J Gastroenterol, 2008, 14: 1553-1558.

[14] Shuichiro Shiina, Koki Sato, Ryosuke Tateishi, et al. Percutaneous ablation for hepatocellular carcinoma: comparison of various ablation techniques and surgery. Can J Gastroenterol Hepatol, 2018, 4756147.

[15] Peng Song, Yang Hai, Wantong Ma, et al. Arsenic trioxide combined with transarterial chemoembolization for unresectable primary hepatic carcinoma: A systematic review and meta-analysis. Medicine, 2018, 97: 18.

[16] RangWalaf, Williams K P, Smith G R, et al. Differential effects of arsenic trioxide on chemosensitization in hu man hepatic tumor and stellate cell lines. BMC Cancer, 2012, 12: 402.

[17] Tan B, Huang J F, Wei Q, et al. Anti-hepatoma effect of arsenic trioxide on experi- mental liver cancer induced by 2-acetamidofluorene in rats. World J Gastroenterol, 2005, 11: 5938-5943.

[18] Hong Tao Hu, Quan Jun Yao, Yan Li Meng, et al. Arsenic trioxide intravenous infusion combined with transcatheter arterial chemoembolization for the treatment of hepatocellular carcinoma with pulmonary metastasis—long-term outcome analysis. J Gastroenterol Hepatol, 2017, 32 (2): 295-300.

[19] Xiuhe Lv, Chunhui Wang, Yan Xie, et al. Arsenic trioxide combined with transarterial chemoembolization for primary liver cancer—a meta-analysis. J Gastroenterol Hepatol, 2017, 32 (9): 1540-1547.

[20] Hui Wang, Ying Liu, Xiu Wang, et al. Randomized Clinical Control Study of Locoregional Therapy Combined With Arsenic trioxide for the Treatment of Hepatocellular Carcinoma. Cancer, 2015, (1): 2917-2925.

[21] X H Duan，S G Ju，X W Han，et al. Arsenic trioxide eluting Callispheres beads is more effective and equally tolerant compared with arsenic trioxide/lipiodol emulsion in the transcatheter arterial chemoembolization treatment for unresectable hepatocellular carcinoma patients. European Review for Medical and Pharmacological Sciences，2020，24：1468-1480.

[22] Nadra Sadaf，Nitish Kumar，Mehboob Ali，et al. Arsenic trioxide induces apoptosis and inhibits the growth of human liver cancer cells. Life Science，2018，205 (15)：9-17.

[23] Guifang Yu，Xuezhu Chen，Shudi Chen，et al. Arsenic trioxide reduces chemo-resistance to 5-fluorouracil and cisplatin in HBx-HepG2 cells via complex mechanisms. Cancer Cell International，2015，15：116.

[24] Diepart C，Karroum O，Magat J，et al. Arsenic trioxide treatment decreases the oxygen consumption rate of tumorcells and radiosensitizes solid tumors. Cancer Res，2012，72 (2)：482-490.

[25] Hines-Peralta A，Sukhatme V，Regan M，et al. Improved tumor destruction with arsenic trioxide and radiofrequency ablation in three animal models. Radiology，2006，240 (1)：82-89.

[26] Lei Wang，Ren Wang，Lin Fan，et al. Arsenic trioxide is an immune adjuvant in liver cancer treatment. Molecular Immunology，2017，(81)：118-126.

[27] Gao R，Cai C L，Gan J C. miR-1236 down-regulates alpha-fetoprotein，thus causing PTEN accumulation，which inhibits the PI3K/Akt pathway and malignant phenotype in hepatoma cells. Oncotarget，2015，6：6014-6028.

[28] Zhao N，Sun H Z，Sun B C. miR-27a-3p suppresses tumor metastasis and VM by down-regulating VE-cadherin expression and inhibiting EMT：an essential role for Twist-1 in HCC. Scientific Reports，2016，6：23091.

[29] Zhu M S，Xu L B，Zeng H，et al. Association of Notch1 with vasculogenic mimicry in human hepatocellular carcinoma cell lines. Int J Clin Exp Pathol，2014，7：5782-5791.

[30] Jiang L，Wang L，Chen L，et al. As_2O_3 induces apoptosis in human hepatocellular carcinoma $HepG_2$ cells through a ROS-mediated mitochondrial pathway and activation of caspases. Int J Clin Exp Med，2015，8 (2)：2190-2196.

[31] Vartanian A，Gatsina G，Grigorieva I，et al. The involvement of Notch

signaling in melanoma vasculogenic mimicry. Clin Exp Med，2013，13：201-209.

[32] Hardy K M，Kirschmann D A，Seftor E A，et al. Regulation of the embryonic morphogen Nodal by Notch4 facilitates manifestation of the aggressive melanoma phenotype. Cancer Res，2010，70：10340-10350.

[33] Gong W C，Sun B C，Zhao X L. Nodal signaling promotes vasculogenic mimicry formation in breast cancer via the Smad2/3 pathway. Oncotarget，2016，7（43）：70152-70167.

[34] Maniotis A J，Folberg R，Hess A，et al. Vascular channel formation by human melanoma cells *in vivo* and *vitro*：vasculogenic mimicry. Am J Pathol，1999，155：739-752.

[35] Zhang S，Guo H，Zhang D，et al. Microcirculation patterns in different stages of melanoma growth. Oncology Reports，2006，15：15-20.

[36] Francescone R，Scully S，Bentley B. Glioblastoma-derived tumor cells induce vasculogenic mimicry through Flk-1 protein activation. Journal of Biological Chemistry，2012，287：24821-24831.

[37] Li M，Gu Y，Zhang Z，Zhang S，et al. Vasculogenic mimicry：a new prognostic sign of gastric adenocarcinoma. Pathol Oncol Res，2010，16：259-266.

[38] Zhang Y，Zhang Z，Li J，et al. Long-term efficacy and safety of arsenic trioxide for first-line treatment of elderly patients with newly diagnosed acute promyelocytic leukemia. Cancer，2013，119：115-125.

[39] Helen M Pettersson，Alexander Pietras，et al. Arsenic trioxide is highly cytotoxic to small cell lung carcinoma cells. Mol Cancer Ther，2009，8：160-170.

[40] Yu J，Qian H L，Li Y F. Arsenic trioxide（As_2O_3）reduces the invasive and metastatic properties of cervical cancer cells *in vitro* and *in vivo*. Gynecologic Oncology，2007，106：400-406.

[41] Du J，Zhou N，Liu H. Arsenic induces functional re-expression of estrogen receptor alpha by demethylation of DNA in estrogen receptor-negative human breast cancer. PLoS One，2012，7：e35957.

[42] Ma Z B，Xu H Y，Jiang M，et al. Arsenic trioxide induces apoptosis of human gastrointestinal cancer cells. World J Gastroenterol，2014，20（18）：

5505-5510.

[43] Alarifi S, Ali D, Alkahtani S, et al. Arsenic trioxide mediated oxidative stress and genotoxicity in human hepatocellular carcinoma cells. Onco Targets and Therapy, 2013, 6: 75-84.

[44] Lee J C, Lee H Y, Moon C H, et al. Arsenic Trioxide as a Vascular Disrupting Agent: Synergistic Effect with Irinotecan on Tumor Growth Delay in a CT26 Allograft Model. Translational Oncology, 2013, 6: 83-91.

[45] Xiao Y F, Wu D D, Liu S X, et al. Effect of arsenic trioxide on vascular endothelial cell proliferation and expression of vascular endothelial growth factor receptors Flt-1 and KDR in gastric cancer in nude mice. World J Gastroenterol, 2007, 13 (48): 6498-6505.

[46] Thomas-Schoemann A, Frédéric Batteux, Céline Mongaret, et al. Arsenic Trioxide Exerts Antitumor Activity through Regulatory T Cell Depletion Mediated by Oxidative Stress in a Murine Model of Colon Cancer. The Journal of Immunology, 2012, 189: 5171-5177.

[47] Zhang S, Li M, Zhang D, Xu S, Wang X. Hypoxia influences linearly patterned programmed cell necrosis and tumor blood supply patterns formation in melanoma. Lab Invest, 2009, 89: 575-586.

[48] Van Beurden A, Schmitz R F, Van Dijk C M, et al. Periodic acid Schiff loops and blood lakes associated with metastasis in cutaneous melanoma. Melanoma Res, 2012, 22: 424-429.

[49] Dunleavey J M, Xiao L, Thompson J, et al. Vascular channels formed by subpopulations of PECAM1? melanoma cells. Nat Commun, 2014, 5: 5200.

[50] Song Y Y, Sun L D, Liu M L, et al. STAT3, p-STAT3 and HIF-1alpha are associated with vasculogenic mimicry and impact on survival in gastric adenocarcinoma. Oncol Lett, 2014, 8: 431-437.

[51] Zhou L, Yu L, Feng Z Z, Gong X M, et al. Aberrant expression of markers of cancer stem cells in gastric adenocarcinoma and their relationship to vasculogenic mimicry. Asian Pac J Cancer Prev, 2015, 16: 4177-4183.

[52] Wang L, Zhang S, Sun B. Pilot study and clinical prognosis significance of vasculogenic mimicry in leiomyosarcoma. Tianjin Med J, 2009, 37: 161.

[53] Yu L, Wu S W, Zhou L, et al. Correlation between bacterial L-form infec-

tion, expression of HIF-1α/MMP-9 and vasculogenic mimicry in epithelial ovarian cancer. Sheng Li Xue Bao, 2012, 64: 657-665.

[54] Sun Q, Zou X, Zhang T, Shen J, et al. The role of miR-200a in vasculogenic mimicry and its clinical significance in ovarian cancer. Gynecol Oncol. 2014, 132: 730-738.

[55] Sun B, Zhang S, Zhang D, et al. Vasculogenic mimicry is associated with high tumor grade, invasion and metastasis, and short survival in patients with hepatocellular carcinoma. Oncol Rep, 2006, 16: 693-698.

[56] Liu W B, Xu G L, Jia W D, et al. Prognostic significance and mechanisms of patterned matrix vasculogenic mimicry in hepatocellular carcinoma. Med Oncol, 2011, 28: S228-S238.

[57] Liu T, Sun B, Zhao X, et al. OCT4 expression and vasculogenic mimicry formation positively correlate with poor prognosis in human breast cancer. Int J Mol Sci, 2014, 15: 19634-19649.

[58] Liu S Y, Chang L C, Pan L F, et al. Clinicopathologic significance of tumor cell-lined vessel and microenvironment in oral squamous cell carcinoma. Oral Oncol, 2008, 44: 277-285.

[59] Wang W, Lin P, Han C, et al. Vasculogenic mimicry contributes to lymph node metastasis of laryngeal squamous cell carcinoma. J Exp Clin Cancer Res, 2010, 29: 60.

[60] Baeten C I, Hillen F, Pauwels P, et al. Prognostic role of vasculogenic mimicry in colorectal cancer. DisColon Rectum, 2009, 52: 2028-2035.

[61] Liu Z, Sun B, Qi L, et al. Zinc finger E-box binding homeobox 1 promotes vasculogenic mimicry in colorectal cancer through induction of epithelial to mesenchymal transition. Cancer Sci, 2012, 103: 813-820.

[62] Cheng L, Huang Z, Zhou W, et al. Glioblastoma stem cells generate vascular pericytes to support vessel function and tumor growth. Cell, 2013, 153: 139-152.

[63] Wang R, Chadalavada K, Wilshire J, et al. Glioblastoma stem-like cells give rise to tumour endothelium. Nature, 2010, 468: 829-833.

[64] Wu S, Yu L, Cheng Z, et al. Expression of maspin in non-small cell lung cancer and its relationship to vasculogenic mimicry. J Huazhong Univ Sci Technol Med Sci, 2012, 32: 346-352.

[65] Li Y, Sun B, Zhao X, et al. Subpopulations of u PAR contribute to vasculogenic mimicry and metastasis in large cell lung cancer. Exp Mol Pathol, 2015, 98: 136-144.

[66] Sun W, Shen Z Y, Zhang H, et al. Overexpression of HIF-1alpha in primary gallbladder carcinoma and its relation to vasculogenic mimicry and unfavourable prognosis. Oncology Report, 2012, 27: 1990-2002.

[67] Liu R, Yang K, Meng C, et al. Vasculogenic mimicry is a marker of poor prognosis in prostate cancer. Cancer Biology Therapy, 2012, 13: 527-533.

[68] Chai D M, Bao Z Q, Hu J G, et al. Vasculogenic mimicry and aberrant expression of HIF-1α/E-cad are associated with worse prognosis of esophageal squamous cell carcinoma. J Huazhong Univ Sci Technol Med Sci, 2013, 33: 385-391.

[69] Zhang Y, Sun B, Zhao X, et al. Clinical significances and prognostic value of cancer stem-like cells markers and vasculogenic mimicry in renal cell carcinoma. Journal of Surgical Oncology, 2013, 108: 414-419.

[70] Ren K, Yao N, Wang G, et al. Vasculogenic mimicry: a new prognostic sign of human osteosarcoma. Humman Pathology, 2014, 45: 2120-2129.

[71] Wagenblast E, Soto M, Gutierrez-Angel S, et al. A model of breast cancer heterogeneity reveals vascular mimicry as a driver of metastasis. Nature, 2015, 520: 358-362.

[72] Yao X H, Ping Y F, Bian X W. Contribution of cancer stem cells to tumor vasculogenic mimicry. Protein Cell, 2011, 2: 266-272.

[73] Paez-Ribes M, Allen E, Hudock J, et al. Antiangiogenic therapy elicits malignant progression of tumors to increased local invasion and distant metastasis. Cancer Cell, 2009, 15: 220-231.

[74] Thiery J P, Acloque H, Huang R Y, et al. Epithelial-mesenchymal transitions in development and disease. Cell, 2009, 139: 871-890.

[75] Choi H S, Yim S H, Xu H D. Tropomyosin3 overexpression and a potential link to epithelial-mesenchymal transition in human hepatocellular carcinoma. BMC Cancer, 2010, 10: 122.

[76] Sun T, Zhao N, Zhao X L. Expression and functional signifcance of Twist in hepatocellular carcinoma: its role in vasculogenic mimicry. Hepatology, 2010, 51: 545-556.

[77] Zhihong Yang, Baocun Sun, Yanlei Li, et al. ZEB2 promotes vasculogenic mimicry by TGF-β1 induced epithelial to mesenchymal transition in hepatocellular carcinoma. Experimental and Molecular Pathology, 2015, 98: 352-359.

[78] Beaudeux J L, Giral P, Bruckert E, et al. Chapman. Matrix metalloproteinases, inflammation and atherosclerosis: therapeutic perspectives. Clin Chem Lab Med, 2004, 42 (2): 121-131.

[79] Yang J D, Roberts L R. Hepatocellular carcinoma: A global view. Nat Rev Gastroenterol Hepatol, 2010, 7: 448-458.

[80] Xiang Z L, Zeng Z C, Tang Z Y, et al. Expression of cytokeratin and matrix metalloproteinase predicts lymph node metastasis in hepatocellular carcinoma. Mol Biol Rep, 2011, 38 (5): 3531-3539.

[81] Lee M M, Chen Y Y, Liu P Y, et al. Pipoxolan inhibits CL1-5 lung cancer cells migration and invasion through inhibition of MMP-9 and MMP-2. Chemico-Biological Interactions, 2015, 236: 19-30.

[82] Sullu Y, Demirag G G, Yildirim A, et al. Matrix metalloproteinase-2 (MMP-2) and MMP-9 expression in invasive ductal carcinoma of the breast Pathology. Research and Practice, 2011, 207: 747-753.

[83] Karroum A, Mirshahi P, Benabbou N, et al. Matrix metalloproteinase-9 is required for tubular network formation and migration of resistant breast cancer cells MCF-7 through PKC and ERK1/ 2 signalling pathways. Cancer Lett, 2010, 295: 242-251.

[84] Vanhaesebroeck B, Stephens L, Hawkins P. PI3K signalling: the path to discovery and understanding. Nature reviews Molecular cell biology, 2012, 13 (3): 195-203.

[85] Ettl T, Chwarz-Furlan S, Haubner F, et al. The PI3K/AKT/mTOR signalling pathway is active in salivary gland cancer and implies different functions and prognoses depending on cell localisation. Oral oncology. 2012, 48 (9): 822-830.

[86] Carnero A, Blanco-Aparicio C, Renner O, et al. The PTEN/PI3K/AKT signalling pathway in cancer, therapeutic implications. Current cancer drug targets. 2008, 8 (3): 187-198.

[87] Falasca M. PI3K/Akt signalling pathway specific inhibitors: a novel strategy

to sensitize cancer cells to anti-cancer drugs. Current pharmaceutical design. 2010，16（12）：1410-16.

[88] Kirschmann D A，Seftor E A，Hardy K M，et al. Molecular pathways：vasculogenic mimicry in tumor cells：diagnostic and therapeutic implications. Clin Cancer Res，2012，18：2726-2732.

[89] Hess A R，Seftor E A，Seftor R E B，et al. Phosphoinositide 3-Kinase Regulates Membrane Type 1-Matrix Metalloproteinase（MMP）and MMP-2 Activity during Melanoma Cell Vasculogenic Mimicry. Cancer Research，2003，63：4757-4762.

[90] Seftor R E，Seftor E A，Koshikawa N，et al. Cooperative interactions of laminin5γ2 chain，matrix metalloproteinase-2，and membrane type-1-matrix/metalloproteinase are required for mimicry of embryonic vasculogenesis by aggressive melanoma，Cancer Res，2001，61，6322-6327.

[91] Zhang J T，Sun W，Zhang W Z，et al. Norcantharidin inhibits tumor growth and vasculogenic mimicry of human gallbladder carcinomas by suppression of the PI3 K/MMPs/Ln-5g2 signaling pathway. BMC Cancer，2014，14：193.

[92] Fan Y Z，Sun W. Molecular regulation of vasculogenic mimicry in tumors and potential tumor-target therapy. World J Gastrointest Surg，2010，2：117-127.

[93] Wang W，Lin P，Sun B，et al. Epithelial-mesenchymal transition regulated by EphA2 contributes to vasculogenic mimicry formation of head and neck squamous cell carcinoma. Biomed Res Int，2014，803：9-14.

[94] Sun Q，Zou X，Zhang T，et al. The role of miR-200a in vasculogenic mimicry and its clinical significance in ovarian cancer. Gynecol Oncology，2014，132：730-738.

[95] Lu X S，Sun W，Ge C Y，et al. Contribution of the PI3K/MMPs/ Ln-5g2 and EphA2/FAK/Paxillin signaling pathways to tumor growth and vasculogenic mimicry of gallbladder carcinomas. International Journal of Oncology，2013，42：2103-2115.

[96] Liang Y，Huang M，Li J，et al. Curcumin inhibits vasculogenic mimicry through the downregulation of erythropoietin producing hepatocellularcarcinoma-A2，phosphoinositide 3 kinase and matrix metalloproteinase2. Oncolo-

gy Letters, 2014, 8: 1849-1855.

[97] Seftor R E, Seftor E A, Kirschmann D A, et al. Targeting the tumor microenvironment with chemically modified tetracyclines: inhibition of laminin gamma chain promigratory fragments and vasculogenic mimicry. Mol Cancer Ther, 2002, 1: 1173-1179.

[98] Duxbury M S, Ito H, Zinner M J, et al. EphA2: a determinant of malignant cellular behavior and a potential therapeutic target in pancreatic adenocarcinoma. Oncogene, 2004, 23: 1448-1456.

[99] Hess A R, Postovit L M, Margaryan N V, et al. Focal adhesion kinase promotes the aggressive melanoma phenotype. Cancer Res, 2005, 65: 9851-9860.

[100] Breier G, Grosser M, Rezaei M. Endothelial cadherins in cancer. Cell Tissue Res, 2014, 355: 523-527.

[101] Hendrix M J, Seftor E A, Meltzer P S. Expression and functional significance of VE-cadherin in aggressive human melanoma cells: role in vasculogenic mimicry. Proc Natl Acad Sci USA, 2001, 98: 8018-8023.

[102] Rothhammer T, Bataille F, Spruss T, et al. Functional implication of BMP4 expression on angiogenesis in malignant melanoma. Oncogene, 2007, 26: 4158-4170.

[103] McAllister J C, Zhan Q, Weishaupt C, et al. The embryonic morphogen, Nodal, is associated with channel-like structures in human malignant melanoma xenografts. J Cutan Pathol, 2010, 37: 19-25.

[104] Zhao N, Sun B C, Sun T, et al. Hypoxia-induced vasculogenic mimicry formation via VE-cadherin regulation by Bcl-2. Med Oncol, 2012, 29: 3599-3607.

[105] Tang N N, Zhu H, Zhang H J, et al. HIF-1α induces VE-cadherin expression and modulates vasculogenic mimicry in esophageal carcinoma cells. World J Gastroenterol, 2014, 20: 17894.

[106] Xu Q, Briggs J, Park S, et al. Targeting Stat blocks both HIF-1 and VEGF expression induced by multiple oncogenic growth signaling pathways. Oncogene, 2005, 24: 5552-5560.

[107] Yakata Y, Nakayama T, Yoshizaki A, et al. Expression of p-STAT3 in human gastric carcinoma: significant correlation in tumour invasion and

prognosis. Int J Oncol，2007，30：437-442.

[108] Li S X，Meng W，Guan Z W，et al. The hypoxia-related signaling pathways of vasculogenic mimicry in tumor treatment. Biomedicine & Pharmacotherapy，2016，80：127-135.

[109] Ruf W，Seftor E A，Petrovan R J，et al. Differential role of tissue factor pathway inhibitors and in melanoma vasculogenic mimicry. Cancer Res，2003，63：5381-5389.

[110] Qiao L，Liang N，Zhang J，et al. Advanced research on vasculogenic mimicry in cancer. J Cell Mol Med，2015，19：315-326.

[111] Honjo Y，Nangia-Makker P，Inohara H，et al. Down-regulation of galectin-3 suppresses tumorigenicity of human breast carcinoma cells. Clin Cancer Res，2001，7：661-668.

[112] Takenaka Y，Inohara H，Yoshii T，et al. Malignant transformation of thyroid follicular cells by galectin-3. Cancer Lett，2003，195：111-119.

[113] Nangia-Makker P，Honjo Y，Sarvis R，et al. Galectin-3 induces endothelial cell morphogenesis and angiogenesis. Am J Pathol，2000，156：899-909.

[114] Seftor E A，Meltzer P S，Schatteman G C，et al. Expression of multiple molecular phenotypes by aggressive melanoma tumor cells：role in vasculogenic mimicry. Crit Rev Oncol Hematol，2002，44：17-27.

[115] Mourad-Zeidan A A，Melnikova V O，Wang H，et al. Expression profiling of Galectin-3-depleted melanoma cells reveals its major role in melanoma cell plasticity and vasculogenic mimicry. Am J Pathol，2008，173：1839-1852.

[116] Lissitzky J C，Parriaux D，Ristorcelli E，et al. Cyclic AMP signaling as a mediator of vasculogenic mimicry in aggressive human melanoma cells *in vitro*. Cancer Res，2009，69：802-809.

[117] Huang B，Xiao E，Huang M. MEK/ERK pathway is positively involved in hypoxia-induced vasculogenic mimicry formation in hepatocellular carcinoma which is regulated negatively by protein kinase A. Med Oncol，2015，32：408.

[118] Somekawa S，Fukuhara S，Nakaoka Y，et al. Enhanced functional gap junction neoformation by protein kinase A-dependent and EPAC-dependent signals downstream of cAMP in cardiac myocytes. Circ Res，2005，97：655-662.

[119] Yang D H, Yoon J Y, Lee S H, et al. Wnt5a is required for endothelial differentiation of embryonic stem cells and vascularization via pathways involving both Wnt/beta-catenin and protein kinaseCalpha. Circ Res, 2009, 104: 372-379.

[120] McDonald S, Silver A. The opposing roles of Wnt-5a in cancer. Br J Cancer, 2009, 101: 209-214.

[121] Postovit L M, Margaryan N V, Seftor E A, et al. Role of nodal signaling and the microenvironment underlying melanoma plasticity. Pigment Cell Melanoma Res, 2008, 21: 348-357.

[122] Weeraratna A T, Jiang Y, Hostetter G, et al. Wnt5a signaling directly affects cell motility and invasion of metastatic melanoma. Cancer Cell, 2002, 1: 279-288.

[123] Qi L, Song W, Liu Z, et al. Wnt3a Promotes the vasculogenic mimicry formation of colon cancer via wnt/β-catenin signaling. Int J Mol Sci, 2015, 16: 18564-18579.

[124] Rothhammer T, Bataille F, Spruss T, et al. Functional implication of BMP4 expression on angiogenesis in malignant melanoma. Oncogene. 2007, 26: 4158-4170.

[125] Xu Y, Li Q, Li X Y, et al. Short-term anti-vascular endothelial growth factor treatment elicits vasculogenic mimicry formation of tumors to accelerate metastasis. J Exp Clin Cancer Res, 2012, 31: 16.

[126] Zhang S W, Li M, Gu Y J, et al. Thalidomide influences growth and vasculogenic mimicry channel formation in melanoma. Journal of Experimental & Clinical Cancer Research, 2008, 27: 60.

[127] Gumbiner B M. Cell adhesion: the molecular basis of tissue architecture and morphogenesis. Cell, 1996, 84 (3): 345-357.

[128] Meng J, Sun B C, Zhao X L. Doxycycline as an Inhibitor of the Epithelial to Mesenchymal Transition and Vasculogenic mimicry in Hepatocellular carcinoma. Mol Cancer Ther, 2014, 13 (12): 3107-3122.

[129] Hu A, Huang J J, Jin X J, et al. Curcumin suppresses invasiveness and vasculogenic mimicry of squamous cell carcinoma of the larynx through the inhibition of JAK-2/STAT-3 signaling pathway. Am J Cancer Res, 2014, 5: 278-288.

[130] Chiablaem K, Lirdprapamongkol K, Svasti J. Curcumin Suppresses Vasculogenic Mimicry Capacity of Hepatocellular Carcinoma Cells through STAT and PI3K/AKT Inhibition. Anticancer Research, 2014, 34: 1857-1864.

[131] Yadav V R, Aggarwal B B. Curcumin: a component of the golden spice, targets multiple angiogenic pathways. Cancer Biol Ther, 2011, 11: 236-241.

[132] Liang Y M, Huang M, Li J W, et al. Curcumin inhibits vasculogenic mimicry through the downregulation of erythropoietin-producing hepatocellular carcinoma-A, phosphoinositide 3-kinase and matrix metalloproteinase-2. Oncology Letters, 2014, 8 (4): 1849-1855.

[133] Cong R H, Yang L, Gu H J. Effect of Genistein on vasculogenic mimicry formation by human uveal melanoma cells. Journal of Experimental & Clinical Cancer Research, 2009, 28 (1): 124.

[134] Jemal A, Bray F, Center M M, et al. Global cancer statistics. CA: a cancer journal for clinicians, 2011, 61 (2): 69-90.

[135] Raza A, Sood G K. Hepatocellular carcinoma review: current treatment, and evidence-based medicine. World Journal of Gastroenterology, 2014, 20 (15): 4115-4127.

[136] Luo F, Yang K, Liu R L, et al. Formation of vasculogenic mimicry in bone metastasis of prostate cancer: correlation with cell apoptosis and senescence regulation pathways. Pathol Res Pract, 2014, 210: 291-295.

[137] Liu T, Sun B, Zhao X, et al. HER2/neu expression correlates with vasculogenic mimicry in invasive breast carcinoma. J Cell Mol Med, 2013, 17: 116-122.

[138] Lirdprapamongkol K, Chiablaem K, Sila-Asna M. Exploring stemness gene expression and vasculogenic mimicry capacity in well- and poorly-differentiated hepatocellular carcinoma cell lines. Biochemical and Biophysical Research Communications, 2012, 422: 429-435.

[139] Zhao J, Huang J S, Yang A J. Three-dimensional cell culture and hisitology of vasculogenic mimicry in hepatocellular carcinoma. Chinese Journal of Cancer, 2007, 26 (2): 123-126.

[140] Sood A K, Fletcher M S, Coffin J, et al. Functional role of matrix metalloproteinases in ovarian tumor cell plasticity. American Journal of Obstetrics

and Gynecology, 2004, 190 (4): 899-909.

[141] Zhang S, Zhang D, Sun B. Vasculogenic mimicry: current status and future prospects. Cancer Letters, 2007, 254 (2): 157-164.

[142] Øra I, Bondesson L, Jonsson C. Arsenic trioxide inhibits neuroblastoma growth *in vivo* and promotes apoptotic cell death *in vitro*. Biochem Biophys Res Commun, 2000, 277: 179-185.

[143] Jinga D C, Blidaru A, Condrea I, et al. MMP-9 and MMP-2 gelatinases and TIMP-1 and TIMP-2 inhibitors in breast cancer: correlations with prognostic factors. J Cell Mol Med, 2006, 10: 499-510.

[144] Vicente J C, Fresno M F, Villalain L, et al. Expression and clinical signif-icance of matrixmetalloproteinase and matrix metalloproteinase-9 in oral squamous cell carcinoma. Oral Oncol, 2005, 41: 283-293.

[145] Mönig S P, Baldus S E, Hennecken J K, et al. Expression of MMP-2 is associated with progression and lymph node metastasis of gastric carcinoma. Histopathology, 2001, 39: 597-602.

[146] Théret N, Musso O, Turlin B. Increased extracellular matrix remodeling is associated with tumor progression in human hepatocellular carcinomas. Hepatology, 2001, 34: 82-88.

[147] Bergers G, Brekken R, Mahon G M. Matrix metalloproteinase-9 triggers the angiogenic switch during carcinogenesis. Nature Cell Biology, 2000, 2 (10): 737-744.

[148] Hao H, Liu J, Liu G. Depletion of GRIM-19 accelerates hepatocellular carcinoma invasion via inducing EMT and loss of contact inhibition. J Cell Physiol, 2012, 227: 1212-1219.

[149] Liu B, Pan S H, Dong X S, et al. Krissansen and Xueying Sun. Opposing effects of arsenic trioxide on hepatocellular carcinomas in mice. Cancer Sci, 2006, 7 (97): 675-681.

[150] Zheng H, Takahashi H, Murai Y. Expressions of MMP-2, MMP-9 and VEGF are closely linked to growth, invasion, metastasis and angiogenesis of gastriccarcinoma. Anticancer Res, 2006, 26: 3579-3583.

[151] Hanyu Liu, Zongjun Zhang, Xiaoqin Chi, et al. Arsenite-loaded nanopar-ticles inhibit PARP-1 to overcome multidrug resistance in hepatocellular carcinoma cells. Science Reports, 2016, 6: 31009.

[152] Qirun Wu, Xiaowei Chen, Peng Wang, et al. Delivery of Arsenic Trioxide by Multifunction Nanoparticles to Improve the Treatment of Hepatocellular Carcinoma. ACS Appl Mater Interfaces, 2020, 12 (7): 8016-8029.

[153] Yongquan Huang, Bin Zhou, Hui Luo, et al. ZnAs@SiO$_2$ nanoparticles as a potential anti-tumor drug for targeting stemness and epithelial-mesenchymal transition in hepatocellular carcinoma via SHP-1 /JAK2 / STAT3 signaling. Theranostics, 2019, 9 (15): 4391-4408.

[154] Xiaoqin Chi, Zhenyu Yin, Jianbin Jin, et al. Arsenite-loaded nanoparticles inhibit invasion and metastasis of hepatocellular carcinoma: in vitro and in vivo study. Nanotechnology, 2017, 28 (44): 445101.

[155] Jourdain G, Nicole Ngo-Giang-Huong, Linda Harrison, et al. Tenofovir versus placebo to prevent perinatal transmission of hepatitis B. N Engl J Med, 2018, 378: 911-923.

[156] El-Serag H B, Kanwal F, Richardson, et al. Risk of hepatocellular carcinoma after sustained virological response in veterans with hepatitis C virus infection. Hepatology, 2016, 64: 130-137.

[157] Fasiha Kanwal, Jennifer Kramer, Steven M Asch, et al. Risk of hepatocellular cancer in HCV patients treated with direct-acting antiviral agents. Gastroenterology, 2017, 153 (4), 996-1005.

[158] Robsahm T E, Aagnes B, Hjartaker A, et al. Bodymass index, physical activity, and colorectal cancer by anatomical subsites: a systematic review and meta-analysis of cohort studies. Eur J Cancer Prev, 2013, 22: 492-505.

[159] Sun J Y, Shi L, Gao X D, et al. Physical activity and risk of lung cancer: a meta-analysis of prospective cohort studies. Asian Pac J Cancer Prev, 2012, 13: 3143-3147.

[160] Buffart L M, Singh A S, van Loon E C, et al, Physicalactivity and the risk of developing lung cancer among smokers: a meta-analysis. J Sci Med Sport, 2014, 17: 67-71.

[161] Pijpe A, Manders P, Brohet R M, et al. Physi-cal activity and the risk of breast cancer in BRCA1/2 mutation carriers. BreastCancer Res Treat, 2010, 120: 235-244.

[162] Mandair D S, Rossi R E, Pericleous M, et al. The impact of dietand nutri-

tion in the prevention and progression of hepatocellular carcinoma. Expert Rev Gastroenterol Hepatol，2014，8：369-382.

[163] Turati F，Trichopoulos D，Polesel J，et al. Mediter-ranean diet and hepatocellular carcinoma. Journal of Hepatology，2014，60（3）：606-611.

[164] Francesca Bravi，Alessandra Tavani，Cristina Bosetti，et al. Coffee and the risk of hepatocellular carcinoma and chronic liver disease：a systematic review and meta-analysis of prospective studies. Eur J Cancer Prev，2017，26（5）：368-377.

[165] Singh S，Singh P P，Singh A G，et al. Statins are associated with a reduced risk of hepatocellular cancer：a systematic review and meta-analysis. Gastroenterology，2013，144（2），323-332.

[166] Yao-Yao Zhou，Gui-Qi Zhu，Tian Liu，et al. Systematic review with network meta-analysis：antidiabetic medication and risk of hepatocellular carcinoma. Sci Rep，2019，19（6）：33743.

[167] Valentina Santi，Franco Trevisani，Annagiulia Gramenzi，et al. Semiannual surveillance is superior to annual surveillance for the detection of early hepatocellular carcinoma and patient survival. Journal of Hepatology，2010，53（2），291-297.

[168] Jean-Claude Trinchet，Cendrine Chaffaut，Valérie Bourcier，et al. Ultrasonographic surveillance of hepato cellular carcinoma in cirrhosis：a randomized trial comparing 3-and 6-month periodicities. Hepatology，2011，54（6）：1987-1997.

缩略词表

英文缩写	英文全称	中文全称
AFP	alpha-fetoprotein	甲胎蛋白
Akt	protein serine/threonine kinase	蛋白质丝氨酸/苏氨酸激酶
APL	acute promyelocytic leukemia	急性早幼粒细胞白血病
As_2O_3, ATO	arsenic trioxide	三氧化二砷
cAMP	cyclic adenosine monophosphate	环腺苷一磷酸
DMSO	dimethyl sulfoxide	二甲基亚砜
ECM	extracellular matrix	细胞外基质
EMT	epithelial to mesenchymal transition	上皮间质转化
EphA	epithelial cell kinase	上皮细胞激酶
FAK	focal adhesion kinase	局部黏着斑激酶
Gal-3	galectin-3	半乳凝素 3
HCC	hepatocellular carcinoma	肝细胞癌
HIF	hypoxia-inducible factor	低氧诱导因子
Ln5γ2	laminin5γ2	层粘连蛋白 5γ2
MAPK	mitogen-activated protein kinase	丝裂原活化蛋白激酶
MMP	matrix metalloproteinase	基质金属蛋白酶
MTT	3-(4,5-dimethylthiazol-2-yl)-2,5-diphenyltetrazolium bromide	3-(4,5-二甲基噻唑-2)-2,5-二苯基四氮唑溴盐
NAFLD	non alcoholic fatty liver disease	非酒精性脂肪肝性疾病
OD	optical density	光密度
PAS	periodic acid Schiff staining	过碘酸席夫染色
PI3K	phosphatidylinositol 3 kinase, PI 3 kinase	磷脂酰肌醇激酶

SI	staining index	染色指数
SMI	superb micro-vascular imaging	超声微血流成像
STATs	signal transducers and activators of transcription	信号转导和转录激活因子
TF	tissue factor	组织因子
TGF-β	transforming growth factor-β	转化生长因子-β
VEGFR	vascular endothelial growth factor receptor	血管内皮生长因子受体
VEGF	vascular endothelial growth factor	血管内皮生长因子
VE-cad-herin	vascular endothelial-cadherin	血管内皮钙黏素
VM	vasculogenic mimicry	血管生成拟态
WB	Western blotting	蛋白免疫印迹